Rauchstopp

Alexander Rupp
Michael Kreuter

Rauchstopp

Ihr erfolgreicher Weg zum Nichtraucher

Mit 38 Abbildungen

Mit einem Geleitwort von
Prof. Dr. med. Berthold Jany und
Prof. Dr. med. Robert Loddenkemper

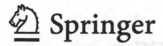
Springer

Alexander Rupp
Praxis für Raucherberatung und
Tabakentwöhnung
Stuttgart
Deutschland

Michael Kreuter
Pneumologie und Beatmungsmedizin
Universitätsklinikum Heidelberg
Heidelberg
Deutschland

Ergänzendes Material finden Sie unter http://extras.springer.com

ISBN 978-3-662-54034-3   ISBN 978-3-662-54035-0   (eBook)
DOI 10.1007/978-3-662-54035-0

Die Deutsche Nationalbibliothek verzeichnet diese Publikation in der Deutschen Nationalbibliografie;
detaillierte bibliografische Daten sind im Internet über http://dnb.d-nb.de abrufbar.

Umschlaggestaltung: deblik Berlin
Fotonachweis Umschlag: © Andrey Armyagov/Picscout.com
Zeichnerin: Claudia Styrski, München
Audiodateien: Mit freundlicher Genehmigung von Bytes2Business GmbH, Stuttgart

Gedruckt auf säurefreiem und chlorfrei gebleichtem Papier

Springer ist Teil von Springer Nature
Die eingetragene Gesellschaft ist Springer-Verlag GmbH Deutschland
Die Anschrift der Gesellschaft ist: Heidelberger Platz 3, 14197 Berlin, Germany

Geleitwort

Liebe Leserin, lieber Leser,

herzlichen Glückwunsch zu Ihrer Entscheidung, zukünftig ein rauchfreies Leben zu führen! Es gibt nur wenige andere Verhaltensänderungen, die einen derart positiven Effekt auf Ihre Gesundheit und Ihr Leben haben. Rauchen fördert nicht nur die Entstehung von Herz-Kreislauf- und Krebserkrankungen. Insbesondere die Atemwege und die Lunge sind – als direkter Filter für den Tabakrauch – stark von den gesundheitsschädlichen Folgen des Tabakrauchens betroffen. Deshalb ist es für uns als medizinisch-wissenschaftliche Fachgesellschaft, der Deutschen Gesellschaft für Pneumologie und Beatmungsmedizin e. V., ein wesentliches Ziel, Menschen zu unterstützen, die vom Tabakrauchen freikommen wollen.

Mit dem vorliegenden Ratgeber ist es den beiden Autoren gelungen, eine Lücke zwischen den wissenschaftlich-suchtmedizinischen Grundlagen auf der einen und mehrwöchigen Präsenz-kursen für aufhörbereite Raucher auf der anderen Seite zu schließen. Sie haben ein Selbsthilfe-buch erstellt, welches effektive Methoden und die praktische Erfahrung von Entwöhnungs-experten handlich und lesbar miteinander verbindet. Diesen Ansatz können wir als Deutsche Gesellschaft für Pneumologie und Beatmungsmedizin nur unterstützen. Denn wir als Lungen-ärzte stehen ganz auf Ihrer Seite und möchten Ihnen, wo immer möglich, beim Rauchstopp behilflich sein.

Ich wünsche Ihnen, liebe Leser, im Namen der Deutschen Gesellschaft für Pneumologie und Beatmungsmedizin, viel Erfolg auf Ihrem Weg in ein rauchfreies Leben.

Ihr
Prof. Dr. med. Berthold Jany
Präsident der Deutschen Gesellschaft für Pneumologie und Beatmungsmedizin e. V.

Geleitwort

Noch immer ist der Tabakkonsum die größte vermeidbare Ursache von Krankheiten und vorzeitigem Tod. In Deutschland sterben jährlich über 120.000 Menschen an den Folgen des Rauchens. Zwar nimmt der Zigarettenkonsum langsam ab, dennoch raucht etwa jeder dritte Erwachsene im Alter zwischen 20 und 50 Jahren. Um eine Verbesserung zu erzielen, gilt es auf der einen Seite den Einstieg in das Rauchen zu verhindern, auf der anderen Seite den Ausstieg zu fördern.

Die Atemwege und die Lunge sind am stärksten betroffen, da die zahlreichen Schadstoffe im Tabakrauch eingeatmet werden und auf diese Weise direkt auf sie einwirken. Lungenkrebs und die chronisch obstruktive Lungenkrankheit (COPD) gehören zu den 10 häufigsten Todesursachen. Daher sind insbesondere die in der Lungenheilkunde Tätigen dazu aufgerufen, Maßnahmen zur Prävention des Tabakrauchens zu fordern und zu unterstützen.

Die beiden Autoren dieses Ratgebers engagieren sich schon seit Jahren in der Tabakentwöhnung. Sie zeigen auf Grundlage ihrer Erfahrungen Wege auf, wie man erfolgreich vom Rauchen wegkommen kann. Bekanntlich ist dies nicht leicht, da die Gewohnheit auch in einem hohen Prozentsatz zu einer echten Sucht führen kann. Daher setzen die Autoren auch an den Anfang, Raucher und Raucherinnen Schritt für Schritt zu motivieren, sich zu fragen, welche Gründe für das Rauchen vorliegen, und dann den Rauchstopp anzugehen. Dieser Weg wird begleitet von einer Reihe wertvoller Ratschläge, wie dies im Alltag gelingen kann. Wissenschaftliche Studien haben gezeigt, je früher aufgehört wird umso weniger gesundheitsschädliche Folgen des Rauchens treten auf. Vor allem ist es nie zu spät für einen Rauchstopp. Ein zusätzlicher, nicht zu vernachlässigender Gesichtspunkt ist, dass die persönliche Umgebung vom ebenfalls schädlichen Passivrauch verschont wird.

Ich wünsche diesem Ratgeber eine weite Verbreitung als wichtiger Beitrag zu einer möglichst erfolgreichen Tabakentwöhnung. Der Preis, der den Kosten für etwa vier Zigarettenschachteln entspricht, dürfte für jeden Raucher und jede Raucherin annehmbar und hoffentlich auch lohnend sein.

Prof. Dr. Robert Loddenkemper
Past-Präsident der Deutschen Gesellschaft für Pneumologie und Beatmungsmedizin e. V.
und Mitglied im Aktionsbündnis Nichtrauchen e. V.

Vorwort

Herzlich willkommen zum Ratgeber *Rauchstopp – Ihr erfolgreicher Weg zum Nichtraucher*, mit dem wir Sie schrittweise auf Ihren Rauchstopp vorbereiten werden. Nichtraucher zu werden ist – gesundheitlich betrachtet – vermutlich das wichtigste Projekt in Ihrem Leben, und wir können Sie zu Ihrer Entscheidung nur beglückwünschen. Sie gehen etwas Großartiges an und werden mit dem einzigartigen Gefühl des Freiseins belohnt werden.

Sie werden mit dem Rauchstopp nichts von Wert aufgeben oder verlieren, sondern hören damit auf, sich und Ihren Körper der Zigarette zu opfern. Freuen Sie sich auf all die positiven Veränderungen, die einsetzen werden, sobald Sie die letzte Zigarette ausgedrückt haben und Ihr neues, selbstbestimmtes Leben beginnen.

Für diesen Ratgeber haben wir die Tabakentwöhnung nicht neu erfunden. Vielmehr möchten wir Ihnen suchtmedizinisch erfolgreiche und daher auch empfohlene Strategien an die Hand geben, die wir täglich in unserer Arbeit mit Rauchern anwenden und die Sie von Seite zu Seite Ihrem Ziel der Rauchfreiheit näher bringen.

Wir freuen uns, Sie auf Ihrem Weg zum Nichtraucher begleiten zu dürfen.

Ihre
Alexander Rupp und Michael Kreuter
Stuttgart und Heidelberg, im Frühjahr 2017

Die Autoren

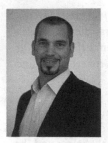

Dr. med. Alexander Rupp

ist niedergelassener Lungenfacharzt und Leiter der suchtmedizinischen Praxis
für Raucherberatung und Tabakentwöhnung in Stuttgart.
Studium der Humanmedizin in Heidelberg. Facharztausbildung in Schwet-
zingen, Heidelberg und Stuttgart. 2008 Anerkennung als Internist, Schwer-
punktbezeichnung Pneumologie 2010, Zusatzbezeichnung Suchtmedizin
2010, Allergologie 2015. Promotion 2006 an der Ruprecht-Karls-Universität
Heidelberg.
Arbeitet als niedergelassener Pneumologe und Allergologe in einer Berufs-
ausübungsgemeinschaft im Zentrum Stuttgarts und leitet die suchtmedizinische Praxis für Raucherberatung und Tabakentwöhnung Stuttgart. Ab 2011
leitete er die deutschlandweite Entwöhnungsstudie »BisQuits« zu Kurzinter-
ventionen in der Tabakentwöhnung.

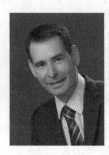

Prof. Dr. med. Michael Kreuter

ist Leiter des Zentrums für interstitielle und seltene Lungenerkrankungen und
der Raucherambulanz der Thoraxklinik des Universitätsklinikums Heidelberg.
Studium der Humanmedizin in Marburg. Facharztausbildung in Münster, Boston und Heidelberg. Forschungsaufenthalt am Children's Hospital, Harvard
Medical School, Boston (2001–2002). 2007 Anerkennung als Internist, gefolgt
von den Schwerpunktbezeichnungen Pneumologie sowie Hämatologie und
internistische Onkologie. 2010 Habilitation an der Ruprecht-Karls-Universität
Heidelberg.
Aktuell Leiter der Sektion interstitielle Lungenerkrankungen und des Zentrums für seltene Lungenerkrankungen im Zentrum für seltene Erkrankungen
des Universitätsklinikums Heidelberg. Seit 2015 geschäftsführender Ober-
arzt der Abteilung Pneumologie und Beatmungsmedizin der Thoraxklinik
Heidelberg.
Klinische und wissenschaftliche Schwerpunkte: seltene Lungenerkrankungen,
interstitielle Lungenerkrankungen, COPD, Raucherprävention.

Inhaltsverzeichnis

Inhaltsverzeichnis

Erste Schritte auf Ihrem Weg zum Nichtraucher

© Springer-Verlag GmbH Deutschland 2017
A. Rupp, M. Kreuter, *Rauchstopp*,
DOI 10.1007/978-3-662-54035-0_1

1

Im ersten Kapitel werden Sie durch Fragen und Vorüberlegungen eine erste Standortbestimmung durchführen. Damit und mit der Selbstbeobachtung am Ende des Kapitels werden Sie bereits erste Schritte in Richtung Rauchfreiheit gehen.

1.1   Warum Aufhören und warum dieses Buch?

Es gibt für jeden einen Weg zur dauerhaften Rauchfreiheit

Warum halten Sie unser Buch heute in der Hand? Vielleicht, weil sich jemand in Ihrem Umfeld Sorgen um Sie macht und Ihnen mit dem Buch einen Fingerzeig und gleichzeitig auch Unterstützung geben wollte. Vielleicht haben Sie sich das Buch auch selbst besorgt, weil Sie sich bereits seit längerem mit dem Aufhören beschäftigen, bereits den einen oder anderen Versuch hinter sich haben, es aber bislang alleine nicht dauerhaft geschafft haben.

Den Weg Schritt für Schritt planen und gehen

Es ist – wie bei vielen Dingen im Leben – auch beim Rauchstopp noch kein Meister vom Himmel gefallen. Durch frühere Aufhörversuche wissen Sie jedoch bereits, was gut für Sie funktioniert und was weniger gut. Sie bringen also eine Vorerfahrung mit, die Ihre Chance auf einen erfolgreichen Rauchstopp nur erhöhen kann. Manchmal bedarf es mehrerer Anläufe oder auch verschiedener Wege, um letztlich erfolgreich ein Ziel zu erreichen. Wichtig ist es, immer weiter Schritt für Schritt auf das eigene Ziel zuzugehen und nicht aufzugeben. Aufgeben ist keine Option, wenn Sie Ihr Ziel erreichen wollen.

Beim Rauchstopp ist es so wie bei allen wichtigen Projekten: Sie benötigen Vorüberlegungen, Informationen, Vorbereitungen, die richtigen Materialien, Unterstützung durch andere und v. a. Training, um das Projekt erfolgreich zum Abschluss bringen zu können. Genauso werden wir Sie mit diesem Ratgeber schrittweise und exzellent auf das vielleicht wichtigste Projekt Ihres Lebens vorbereiten: dem Zurückgewinnen Ihrer Freiheit.

Sie müssen also keine Sorge haben, dass Sie jetzt sofort die Zigarette ausdrücken müssen, sondern können bis zum Rauchstopp in ► Kap. 4 noch weiterrauchen. Andererseits werden wir Sie auch nicht zum Weiterrauchen zwingen: sollten Sie an irgendeiner Stelle des Buches für sich feststellen »Das war's jetzt«, dann dürfen Sie selbstverständlich jederzeit mit dem Rauchen aufhören.

Tabakentwöhnung mit wissenschaftlich fundierten Methoden angehen

Als Ärzte kümmern wir uns jeden Tag um die Gesundheit unserer Patienten, und es ist uns ein wichtiges Anliegen, den Menschen zu helfen, mit dem Rauchen aufzuhören, bevor sie krank werden oder Erkrankungen sich verschlimmern. Daher möchten wir mit Ihnen gemeinsam Ihren individuellen Weg zum Rauchstopp gehen. Wir setzen dabei Methoden ein, deren Wirksamkeit wissenschaftlich belegt ist und mit denen wir selbst in unserer täglichen Arbeit mit Rauchern sehr gute Erfahrungen gemacht haben.

Wissen hilft beim Aufhören

Sie erhalten dafür Informationen und Hintergrundwissen. Wissen hilft, Dinge zu verstehen und verschafft einen neuen Blickwinkel. Neben dem Wissen werden wir mit Fragen und Beispielen auch die emotionale Seite ansprechen, denn Emotionen sind wichtig für unsere Entscheidungen.

Wir werden Sie aber nicht einfach so in einen Nichtraucher »verzaubern« können. Ohne Ihr eigenes Zutun ist das Ziel nicht erreichbar. Vergleichen Sie es mit einer Bergwanderung: keiner wird Sie auf den Gipfel hochtragen, die einzelnen Schritte können nur Sie selbst unternehmen. Es ist Ihre persönliche Entscheidung, ob Sie den Ratgeber lesen, ebenso wie es Ihre Entscheidung ist, ob und wie schnell Sie das Rauchen aufgeben – es geht letztlich ausschließlich um Sie selbst. Unsere Aufgabe ist eher die des Begleiters, des Tour-Guides auf Ihrem Weg zum Nichtraucher.

Es geht ausschließlich um Sie – Eigenverantwortung zählt

Vielleicht kommt bereits beim bloßen Gedanken an das Aufhören ein leichtes Unbehagen in Ihnen auf? Keine Sorge, Sie werden rasch erkennen, dass Sie nichts von Wert aufgeben müssen, sondern nur aufhören, sich und Ihren Körper der Zigarette zu opfern. Darüber hinaus werden Sie sehr viele positive Dinge für Ihr Leben dazugewinnen: mehr Luft, höhere Leistungsfähigkeit, besseres Aussehen, weniger Husten, ein längeres Leben ... Beim Aufhören kann Ihnen übrigens – im Gegensatz zum Weiterrauchen – nichts Schlimmes passieren.

Hören Sie auf, sich und Ihren Körper der Zigarette zu opfern! Beim Aufhören kann Ihnen nichts Schlimmes passieren, beim Weiterrauchen schon!

1.2 Warum rauche ich eigentlich?

Erinnern Sie sich bitte einmal zurück. Wie sind Sie überhaupt zum Rauchen gekommen? Wie ging es Ihnen mit Ihrer ersten Zigarette? Sie mussten vermutlich Husten, der Rauch reizte die Augen, die Nase, den Rachen und die Atemwege. Ihnen war schwindelig und leicht übel. Eigentlich erstaunlich, dass Sie es danach immer und immer wieder probiert haben, bis es schließlich besser ging mit dem Rauchen.

Würden Sie mit dem Wissen und den Erfahrungen, die Sie bis heute gesammelt haben, nochmals mit dem Rauchen beginnen? Würden Sie Ihrem Kind (oder dem Kind eines Verwandten, eines Freundes) den Rat geben, mit dem Rauchen zu beginnen?

Würden Sie aus heutiger Sicht noch einmal anfangen zu rauchen?

Stellen Sie sich bitte vor, Sie sitzen an einem sonnigen Tag am Rand eines großen Platzes in einem Straßencafé, trinken eine Tasse Kaffee und rauchen dazu genüsslich eine Zigarette. Plötzlich kommt ein 10-jähriges Kind mit einer Zigarette in der Hand auf Sie zu und bittet Sie um Feuer. Wie würden Sie reagieren? Würden Sie dem Kind die Zigarette anzünden? Vermutlich nicht. Sie würden es vielmehr über die Gefahren des Rauchens aufklären, es vor der Sucht warnen und ihm sagen, dass es dafür noch viel zu klein ist, da sein Körper sich ja erst noch entwickeln muss. Wenn Sie sich so sehr um die Gesundheit des Kindes sorgen, warum kümmern Sie sich nicht ebenso um Ihre eigene Gesundheit?

1.3 Meine Gesundheit und ich

Bitte führen Sie eine Standortbestimmung zu Ihrem persönlichen Gesundheitsverhalten durch (◘ Abb. 1.1). Kreuzen Sie bei den einzelnen Punkten an, wo Sie sich im Moment sehen. Machen Sie das Kreuz

1

Gesundheitsverhalten	Trifft überhaupt nicht zu	Trifft eher nicht zu	Trifft eher zu	Trifft voll und ganz zu
Ich schlafe meistens ausreichend lange.	O	O	O	O
Ich achte auf eine regelmäßige, gesunde und ausgewogene Ernährung.	O	O	O	O
Ich trinke jeden Tag genug Flüssigkeit (mindestens 1,5–3 l).	O	O	O	O
Ich bewege mich ausreichend und komme auf mindestens 10.000 Schritte pro Tag.	O	O	O	O
Ich bin ausgeglichen und habe ein gesundes Verhältnis von Anspannung und Entspannung.	O	O	O	O
Ich trinke an weniger als 5 Tagen pro Woche Alkohol und jeweils nicht mehr als 0,5 l Bier bzw. 0,25 l Wein (Frauen die Hälfte)	O	O	O	O

▫ **Abb. 1.1**   Standortbestimmung: persönliches Gesundheitsverhalten

Zigarette und Gesundheit sind nicht miteinander vereinbar

Achten Sie auf Ihre Gesundheit!

am besten an der Stelle, die Ihnen zuerst in den Sinn kommt, sie ist erfahrungsgemäß die »richtige«.

Sie haben mehr Kreuze auf der rechten als auf der linken Tabellenhälfte gemacht? Gratulation. Sie haben ein sehr gutes Gesundheitsbewusstsein und Ihr Verhalten auch danach ausgerichtet. Die Zigarette passt dazu eigentlich überhaupt nicht, da sie der größte vermeidbare Risikofaktor für Erkrankungen und vorzeitiges Sterben ist. Es ist also Zeit für Sie, dieses Gesundheitsrisiko aufzugeben, um Ihre Gesundheit nicht doch noch zu schädigen.

Wenn Sie mehr Kreuze auf der linken als auf der rechten Tabellenhälfte gemacht haben, sollten Sie Ihr Gesundheitsverhalten grundlegend überdenken. Unser Körper und unsere Gesundheit sind ein wertvolles Geschenk, und eigentlich gibt es keinen Grund, nicht auf sich zu achten und nicht gut zu sich zu sein. Überlegen Sie, ob – und wenn ja bei welchem Punkt/welchen der Punkte – Sie das Kreuz weiter nach rechts bewegen könnten. Mehr schlafen? Gesünder essen oder mehr trinken? Mehr Bewegung? Mehr Entspannung? Oder etwas weniger Alkohol? Schreiben Sie sich Ihr Vorhaben/Ihre Vorhaben auf:

Um meine Gesundheit zu verbessern, werde ich in Zukunft:

_____

_____

_____

Um Ihre Antworten in der Zukunft auf die gesündere, die rechte Seite der Tabelle zu bringen, bedarf es jeweils nur einer Änderung Ihrer bisherigen Gewohnheiten und Ihres Verhaltens. Änderungen fühlen sich zu Beginn immer etwas holprig und ungewohnt an, werden aber nach wenigen Wochen (in der Regel 8–12 Wochen) zu einer neuen und festen Gewohnheit.

Dies trifft übrigens auch auf das Rauchen zu: Sie sollten etwas Zeit einplanen, bis sich das neue Nichtraucherleben völlig normal anfühlt. Aber dieses Gefühl wird sich auf jeden Fall einstellen.

Viele, die mit dem Rauchen aufhören, ändern übrigens gleichzeitig auch noch eine oder mehrere ihrer bisherigen Verhaltensweisen, da mit dem Rauchstopp meist der Vorsatz verbunden wird, mehr auf sich zu achten und gesünder zu leben. Unsere Nervenverbindungen im Gehirn sind glücklicherweise nicht starr und festbetoniert, sondern plastisch, und sie ermöglichen uns, bisherige Verhaltensmuster umzuprogrammieren, neu zu lernen. Warum mit dem Umprogrammieren nicht jetzt beginnen?

> Verhaltensänderung benötigt etwas Zeit

> Wir können immer unser bisheriges Verhalten umprogrammieren, neu lernen!

1.4 Warum sollten Sie sich selbst schädigen?

Stellen Sie sich vor, Sie gehen in ein 3-Sterne-Restaurant und bekommen ein tolles 5-Gänge-Menü serviert. Beim Servieren der Speisen raunt Ihnen der Kellner die Information zu, dass in der Vorspeise Arsen, im Salat Blei, im Hauptgang Formaldehyd, in der Beilage krebserzeugende Nitrosamine und im Dessert das radioaktive und tödlich wirkende Polonium-210 enthalten sind. Wir nehmen an, Sie würden auf das Menü dankend verzichten.

Kein Mensch möchte, dass Giftstoffe in seinen Körper gelangen, weder über die Haut noch durch die Ernährung oder über die Atemluft. Mit dem Tabakrauch werden jedoch mehrmals täglich viele tausend Giftstoffe in den Körper aufgenommen. Raucher wissen das auch, und dennoch rauchen sie weiter. Ist die Zigarette Ihnen das Risiko für teils schwere Erkrankungen und den Verlust von vielen schönen und guten Lebensjahren wert? Warum sollten Sie sich künftig weiter schädigen?

> Die Zigarette ist das Risiko, zu erkranken oder zu sterben, nicht wert!

1.5 Die »Aufschieberitis«

Ebenso wie nahezu alle Raucher werden Sie sich selbst in der Vergangenheit bereits das eine oder andere Mal gesagt haben: »Eigentlich will ich mit dem Rauchen aufhören.« Vielleicht war es nur ein kurzer

Gedanke, vielleicht gab es aber auch einen stärkeren Vorsatz, es tatsächlich zu tun.

- »Ich höre dieses Jahr auf.«
- »Ich höre auf, wenn ich 20 (oder 25, 30, 35, 50) werde.«
- »Ich höre auf, wenn ich gesundheitlich etwas merke.«
- »Ich höre auf, wenn der Arzt mir eine entsprechende Diagnose stellt.«

Den meisten dieser Vorsätze folgte in der Vergangenheit jedoch keine Tat.

Raucher haben kreative Ausreden!

Sie haben das Aufhören immer wieder aufgeschoben. Sicherlich hatten Sie gute und wichtige Gründe dafür: zu viel Stress bei der Arbeit, zu viel Langeweile bei der Arbeit, die anstehende Prüfung, die bestandene Prüfung, der Urlaub, den Sie der Familie durch schlechte Stimmung nicht verderben wollten, die Superstimmung im Urlaub mit »Ihren« Jungs (oder Mädels) usw.

Es gibt keinen Grund, weiter zu rauchen. Beenden Sie die »Aufschieberitis«!

Raucher sind sehr kreativ bei der Suche nach Gründen, warum gerade jetzt kein guter Zeitpunkt zum Aufhören ist. Statt aufzuhören, treffen sie dann die Entscheidung, weiter zu rauchen und den Körper weiter zu schädigen. Es gibt für Sie keinen Grund, diese »Aufschieberitis« fortzusetzen. So wenig es aus Sicht des Rauchers den »idealen« Zeitpunkt zum Aufhören gibt, so wenige Gründe gibt es, weiter zu rauchen.

1.6   Nutzen Sie zum Aufhören bestehende Ressourcen

Wir hören von Rauchern immer wieder, ihr Wille sei zu schwach, um aufzuhören. Das halten wir jedoch lediglich für eine weitere »Aufschieberitis-Ausrede«, und zwar aus dem einfachen Grund, dass wir bislang keine willensschwachen Menschen getroffen haben. Ein durch und durch willensschwacher Mensch wäre nicht dort hingekommen, wo Sie heute sind. Die meisten Menschen haben bereits Dinge in ihrem Leben erreicht, die schwierig oder nahezu nicht zu bewältigen erschienen (z. B. Klausuren in der Schule, Schulabschlussprüfung, Ausbildung und Lehrprüfung, Studium, Führerschein, anstrengende Projekte im Beruf, Krisen im Beruf oder im familiären Bereich etc.). Sie haben sich jeweils an die Situation herangetraut, haben sich durchgebissen und hatten Erfolg, vielleicht nicht immer beim ersten Anlauf, aber irgendwann dann eben doch. Das schafft jedoch kein willensschwacher Mensch.

Jeder hat einen starken Willen

Vielleicht müssen wir zunächst ein paar Sorgen vor dem Aufhören zur Seite räumen und Ihren Willen richtig wachkitzeln, denn dieser Wille ist auf jeden Fall vorhanden (sonst hätten Sie das Buch im Übrigen schon längst zur Seite gelegt).

Lassen Sie uns betrachten, welche Ressourcen Sie für das Aufhören nutzen können. Kreuzen Sie bitte in den beiden nachfolgenden Listen an, was für Sie und was für Ihr Umfeld zutrifft. Beginnen Sie mit den Persönlichkeitseigenschaften (◗ Abb. 1.2). Welche treffen auf Sie zu?

Persönlichkeitseigenschaften	Trifft zu	Trifft nicht zu
Ich bin vernünftig.	O	O
Ich habe eine positive, lebensbejahende Einstellung.	O	O
Ich bin glücklich.	O	O
Ich gehe Dinge organisiert und planvoll an.	O	O
Ich bin geduldig.	O	O
Ich bin offen für Neues.	O	O
Ich kann Dinge mit Ausdauer und Beharrlichkeit angehen.	O	O
Meine Gesundheit ist mir wichtig.	O	O
Getroffene Entscheidungen haben für mich Bestand.	O	O
Ich bin kreativ und einfallsreich.	O	O
Ich kann mich gut auf Dinge konzentrieren.	O	O
Ich bin ehrgeizig.	O	O
Meine generelle Einstellung ist hoffnungsvoll und optimistisch.	O	O
Bewegung ist wichtig für mich.	O	O
Ich bin mutig, traue mir etwas zu.	O	O
Ich bin verantwortungsbewusst und zuverlässig.	O	O
Ich arbeite zielgerichtet.	O	O
Ich bin sensibel.	O	O
Ich achte auf mich, bin achtsam.	O	O
Ich bin ein aktiver Mensch.	O	O
Ich bin intelligent, nicht dumm.	O	O

◘ Abb. 1.2   Ressource: Persönlichkeitseigenschaften

1

Egal welche und wie viele Ressourcen bei Ihnen vorliegen, nutzen Sie diese beim Aufhören! Wenn Sie kreativ sind, malen Sie, wenn Bewegung für Sie wichtig ist, machen Sie Sport, wenn Sie Dinge optimistisch sehen, glauben Sie an sich etc. Jeder Mensch hat verschiedene und genügend Ressourcen in sich, die ihm helfen können.

Wie sieht es in Bezug auf Unterstützung in Ihrem Umfeld aus? Bitte kreuzen Sie auch hier wieder die Dinge an, die für Sie zutreffen (◘ Abb. 1.3):

Auch hier werden Sie wieder mehrere Antworten in der Trifft-zu-Spalte angekreuzt haben. Das bedeutet, dass es in Ihrem Umfeld Unterstützungsmöglichkeiten, Freunde, Bekannte oder Angehörige oder vielleicht einen guten und vertrauten Hausarzt gibt, die Ihnen bei Ihrem

Ressourcen im sozialen Umfeld	Trifft zu	Trifft nicht zu
Ich habe Menschen, mit denen ich über Probleme reden kann, zu denen ich gehen kann, wenn ich nicht mehr weiter weiß.	O	O
Ich kenne Menschen in meinem Umfeld, die bereits mit dem Rauchen aufgehört haben.	O	O
Ich habe Vertrauen zu meinem Hausarzt.	O	O
Ich treffe mich regelmäßig mit anderen Menschen.	O	O
Wenn ich krank bin, kann jemand die Einkäufe für mich erledigen.	O	O
Ich weiß, wie und wo ich mir wichtige Informationen beschaffen kann.	O	O
Menschen in meinem Umfeld schenken mir positive Rückmeldung und Anerkennung.	O	O
Ich habe feste Termine für soziale Aktivitäten (Kunst, Kultur, Sport, Treffen etc.)	O	O
Meinen Freunden/Angehörigen ist es wichtig, meine Meinung zu bestimmten Dingen zu erfahren.	O	O
Es gibt Menschen, die zu mir halten, auch wenn ich Fehler mache.	O	O
Ich kann mir bei Bedarf Dinge von anderen ausleihen (z. B. Werkzeug, Lebensmittel).	O	O

◘ **Abb. 1.3**   Ressource: soziales Umfeld

Vorhaben, rauchfrei zu werden, helfen können. Reden Sie mit diesen Menschen über Ihr Vorhaben und besprechen Sie, inwieweit diese bereit sind, Sie zu unterstützen.

1.7 Erstes Zwischenfazit

Sie wollen mit dem Rauchen aufhören, und wir möchten Ihnen mit diesem Ratgeber gerne dabei helfen. Wir sind uns sicher, dass es jeder Raucher mit dem Aufhören schaffen kann. Manche benötigen zwar mehrere Anläufe, manche vielleicht sogar verschiedene Methoden, aber es gibt für jeden Raucher einen Weg zum Ziel. Unser Ratgeber wird Sie schrittweise und auf der Grundlage von suchtmedizinischen Empfehlungen, die wir täglich erfolgreich in unserer Arbeit mit Rauchern anwenden, auf den Rauchstopp vorbereiten. Wir haben bereits begonnen, Sie und Ihr Verhalten mit der einen oder anderen Übung zu hinterfragen und Ihnen Informationen und Wissen an die Hand zu geben. Je mehr Sie wissen, desto besser können Sie sich vorbereiten.

Ohne Ihre Entscheidung, rauchfrei zu werden, wird es jedoch nicht gelingen. Kein Mensch kann Sie in einen Nichtraucher verzaubern. Es liegt vielmehr in Ihrer eigenen Verantwortung, ob, wann und wie Sie aufhören. Nur Sie können entscheiden, was mit Ihnen und Ihrem Körper künftig geschehen soll. Hören Sie auf zu rauchen und hören Sie gleichzeitig auch auf, sich und Ihren Körper der Zigarette zu opfern. Denken Sie nur daran zurück, wie scheußlich die erste Zigarette geschmeckt hat. Sie würden mit Ihrem Wissen und Ihren Erfahrungen von heute vermutlich nicht nochmals anfangen zu rauchen und würden auch einem Kind oder Jugendlichen nicht den Rat geben, unbedingt mit dem Rauchen zu beginnen. Achten Sie also wieder bewusst auf sich, kümmern Sie sich um sich selbst. Viele Raucher ändern beim Rauchstopp gleich mehrere Gesundheitsstrategien. Welche ist für Sie außer dem Rauchen noch relevant?

Schieben Sie das Aufhören nicht weiter hinaus und suchen Sie nicht weiter nach Ausreden, warum es gerade jetzt nicht passt. Das haben Sie in der Vergangenheit bereits viel zu lange getan. Hören Sie jetzt auf, sich selbst zu schädigen. Nutzen Sie dabei Ihre persönlichen und sozialen Ressourcen und denken Sie daran: es gibt keine willensschwachen Menschen, nur Raucher, die dies als Ausrede verwenden.

1.8 Erste Vorbereitung: Selbstbeobachtung

Wir möchten Sie im ersten Vorbereitungsschritt bitten, sich und Ihr Rauchverhalten einen Tag lang ganz genau zu beobachten. Dafür haben wir zwei Beobachtungsbögen vorbereitet, einen für eine Selbstbeobachtung an Wochen- bzw. Arbeitstagen und einen für eine Selbstbeobachtung am Wochenende (◘ Abb. 1.4, ◘ Abb. 1.5). Bitte notieren Sie einen Tag lang, wann und in welcher Situation Sie mit welcher Stimmung

1

Wann rauchen Sie an normalen Wochentagen/Arbeitstagen wie viele Zigaretten? Beschreiben Sie kurz die Situation und die Funktion jeder einzelnen Zigarette (z. B. Kaffee am Morgen – wach werden, Start in den Tag)		
Uhrzeit	**Wochentag:**	
	Beschreibung der Situation	**Funktion der Zigarette**
0:00 Uhr		
0:30 Uhr		
1:00 Uhr		
1:30 Uhr		
2:00 Uhr		
2:30 Uhr		
3:00 Uhr		
3:30 Uhr		
4:00 Uhr		
4:30 Uhr		
5:00 Uhr		
5:30 Uhr		
6:00 Uhr		
6:30 Uhr		
7:00 Uhr		
7:30 Uhr		
8:00 Uhr		
8:30 Uhr		
9:00 Uhr		
9:30 Uhr		
10:00 Uhr		
10:30 Uhr		
11:00 Uhr		
11:30 Uhr		
12:00 Uhr		
12:30 Uhr		
13:00 Uhr		
13:30 Uhr		
14:00 Uhr		
14:30 Uhr		
15:00 Uhr		
15:30 Uhr		
16:00 Uhr		
16:30 Uhr		
17:00 Uhr		
17:30 Uhr		
18:00 Uhr		
18:30 Uhr		
19:00 Uhr		
19:30 Uhr		
20:00 Uhr		
20:30 Uhr		
21:00 Uhr		
21:30 Uhr		
22:00 Uhr		
22:30 Uhr		
23:00 Uhr		
23:30 Uhr		
0:00 Uhr		

◨ **Abb. 1.4**   Beobachtungsbogen: Wochen-/Arbeitstage

Wann rauchen Sie an Wochenenden wie viele Zigaretten? Beschreiben Sie kurz die Situation und die Funktion jeder einzelnen Zigarette (z. B. Kaffee am Morgen – wach werden, Start in den Tag)		
Uhrzeit	Wochentag	
	Beschreibung der Situation	Funktion der Zigarette
0:00 Uhr		
0:30 Uhr		
1:00 Uhr		
1:30 Uhr		
2:00 Uhr		
2:30 Uhr		
3:00 Uhr		
3:30 Uhr		
4:00 Uhr		
4:30 Uhr		
5:00 Uhr		
5:30 Uhr		
6:00 Uhr		
6:30 Uhr		
7:00 Uhr		
7:30 Uhr		
8:00 Uhr		
8:30 Uhr		
9:00 Uhr		
9:30 Uhr		
10:00 Uhr		
10:30 Uhr		
11:00 Uhr		
11:30 Uhr		
12:00 Uhr		
12:30 Uhr		
13:00 Uhr		
13:30 Uhr		
14:00 Uhr		
14:30 Uhr		
15:00 Uhr		
15:30 Uhr		
16:00 Uhr		
16:30 Uhr		
17:00 Uhr		
17:30 Uhr		
18:00 Uhr		
18:30 Uhr		
19:00 Uhr		
19:30 Uhr		
20:00 Uhr		
20:30 Uhr		
21.00 Uhr		
21:30 Uhr		
22:00 Uhr		
22:30 Uhr		
23:00 Uhr		
23:30 Uhr		
0:00 Uhr		

◙ **Abb. 1.5**   Beobachtungsbogen: Wochenende

Woche 1	Gerauchte Zigaretten	Tages-summe
Starttag: Mo Di Mi Do Fr Sa So Datum: _____		
Tag 1		
Tag 2		
Tag 3		
Tag 4		
Tag 5		
Tag 6		
Tag 7		
Gesamtsumme Woche 1 =		
Durchschnitt Woche 1 =		

Woche 2	Gerauchte Zigaretten	Tages-summe
Starttag: Mo Di Mi Do Fr Sa So Datum: _____		
Tag 1		
Tag 2		
Tag 3		
Tag 4		
Tag 5		
Tag 6		
Tag 7		
Gesamtsumme Woche 2 =		
Durchschnitt Woche 2 =		

▣ **Abb. 1.6**   Strichliste zur Erfassung der gerauchten Zigaretten

wie viele Zigaretten rauchen. Am besten machen Sie die Eintragungen, **bevor** Sie sich die Zigarette anzünden.

An den Folgetagen empfehlen wir Ihnen, eine einfache Strichliste zu führen (▣ Abb. 1.6). Auch hier machen Sie den jeweiligen Strich bitte, **bevor** Sie sich die Zigarette anzünden. Sie können die Strichliste zusammen mit einem kleinen Stift z. B. in die Hülle der Zigarettenschachtel stecken, damit Sie sie garantiert immer dabei haben.

Bitte führen Sie die Strichliste während der Lektüre des Buches täglich weiter. Machen Sie die Striche bitte, **bevor** Sie sich die Zigarette anzünden.

Hintergrundinformationen zum Rauchen

© Springer-Verlag GmbH Deutschland 2017
A. Rupp, M. Kreuter, *Rauchstopp*,
DOI 10.1007/978-3-662-54035-0_2

2

In diesem Kapitel werden Sie Informationen und Hintergrundwissen zum Rauchen erhalten. Wir spannen dabei den Bogen von der geschichtlichen und gesellschaftlichen Entwicklung über die Machenschaften der Tabakindustrie bis hin zu den medizinischen und psychologischen Effekten des Rauchens.

2.1   Geschichte des Rauchens

Die Zigarette ist erst seit gut 100 Jahren ein Massenphänomen

Aus der Sicht eines aktiven Rauchers ist ein Leben ohne Rauchen schwer vorstellbar: Die Erinnerung an sein früheres, rauchfreies Leben ist schon lange hinter der Rauchwand der letzten Jahre und Jahrzehnte verschwunden, und ein zukünftiges Leben ohne Rauch kann (oder will) er/sie sich kaum vorstellen. Geschichtlich betrachtet gehört das Rauchen jedoch erst seit sehr kurzer Zeit zum menschlichen Leben und erst in den vergangenen gut 100 Jahren wurde das Rauchen zum Massenphänomen.

▪ Es war einmal vor langer Zeit …

Die Menschheit lebte rund 200.000 Jahre lang ohne Tabakrauch

Die Erde dreht sich seit ca. 4,6 Mrd. Jahren, erstes tierisches Leben wird auf einen Zeitraum vor 540 Mio. Jahren und die Entstehung des Menschen auf einen Zeitraum vor etwa 200.000 Jahren datiert. Seit ca. 10.000 Jahren ist die Tabakpflanze bekannt. Zunächst wurde sie im tropischen Amerika (Mittel- und Südamerika) für religiöse und medizinische Zwecke genutzt. Priester der Maya machten wohl erste halluzinogene Erfahrungen durch den Rauch brennender Tabakblätter auf »heiligen Feuern«. Nach Europa kam die Tabakpflanze erst mit heimkehrenden portugiesischen Seefahrern vor gut 500 Jahren (◘ Abb. 2.1). Ob der Transport der ersten Tabakpflanze wirklich Christoph Columbus zugeschrieben werden kann, ist umstritten. 1561 sandte der französische Gesandte in Lissabon, Jean Nicot, erstmals Samen der Tabakpflanze an den französischen Hof, wo sie zunächst als medizinisches Kraut eingesetzt wurde. Von dort begann die weitere Verbreitung innerhalb Europas, nach Asien (Ende des 16. Jahrhunderts) und Afrika (17. Jahrhundert). Jean Nicot zu Ehren erhielt die Gattung Tabak im 16. Jahrhundert den Namen *Nicotiana* und das Hauptalkaloid der Tabakpflanze Anfang des 19. Jahrhunderts den Namen Nikotin. Alle Tabakprodukte geben, unabhängig davon, ob sie geraucht, geschnupft oder gekaut werden, Nikotin ab – eine stark abhängig machende Substanz.

Die industrielle Zigarettenproduktion trug zur massenhaften Verbreitung des Rauchens bei

Nach seiner Einführung in Europa wurde Tabak zunächst geschnupft und dann überwiegend aus Pfeifen geraucht. Mit Beginn des 19. Jahrhunderts wurden auch Zigarren etwas populärer, dennoch lag der größte Konsumanteil bis dahin bei Pfeifen- und Schnupftabak.

Ab dem Ende des 19. Jahrhunderts bis in die 1960er Jahre stiegen die Zahlen der konsumierten Zigaretten und der Raucher dramatisch an. Dies wurde u. a. ermöglicht durch die Erfindung der »Bonsack-Maschine«, mit der bis zu 120.000 Zigaretten pro Tag hergestellt werden konnten, durch die Entwicklung von Sicherheitsstreichhölzern und die

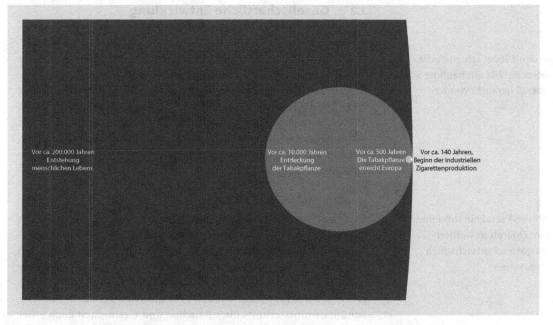

Vor ca. 200.000 Jahren
Entstehung
menschlichen Lebens

Vor ca. 10.000 Jahren
Entdeckung
der Tabakpflanze

Vor ca. 500 Jahren
Die Tabakpflanze
erreicht Europa

Vor ca. 140 Jahren,
Beginn der industriellen
Zigarettenproduktion

◘ Abb. 2.1 Wenn 100 Jahre Erdgeschichte in der Darstellung 1 mm entsprechen, leben Menschen bereits seit 2 m auf der Erde, die Tabakpflanze ist aber erst seit 10 cm bekannt. Um den Beginn der Erdgeschichte zu erreichen, müssten wir ganze 46 km zurückgehen

Entstehung eines gut ausgebauten Schienennetzes, das eine rasche und umfassende Verteilung der Ware erst zuließ. Auch das Verfahren der Heißlufttrocknung, welches das Inhalieren des Rauchs deutlich »angenehmer« machte, erhöhte die Anziehungskraft des Rauchens. Durch die maschinelle Fertigung und die damit verbundene Massenherstellung musste die Industrie rasch neue Märkte für Zigaretten erschließen. So wurden während beider Weltkriege Zigaretten frei an Soldaten verteilt, und nach den Weltkriegen rückten Frauen in das Interesse des Marketings der Zigarettenhersteller. Aufgrund dieser Entwicklungen wird das 20. Jahrhundert auch als »Zigarettenjahrhundert« bezeichnet.

Der Konsum von Zigaretten stieg innerhalb von nur 100 Jahren weltweit von 50 Mrd. im Jahr 1900 um mehr als den Faktor 100 auf über 5700 Mrd. im Jahr 2000. Der Trend zur Steigerung des Absatzes hält auch im neuen Jahrtausend unvermindert an.

Die Verbreitung des Zigarettenrauchens in der Bevölkerung und die damit verbundenen Erkrankungen sowie die Zunahme der Sterberate durch das Tabakrauchen nahmen Mitte des letzten Jahrhunderts ein Ausmaß an, das die Weltgesundheitsorganisation (WHO) dazu veranlasste, die vom Tabakrauch ausgehende Gefahr als »Tabakepidemie« einzustufen. Es wird von 100 Mio. tabakbedingten Todesfällen im 20. Jahrhundert ausgegangen. Somit starben mehr Menschen durch das Tabakrauchen, als in beiden Weltkriegen zusammen umkamen (Schätzungen zufolge 72 Mio. Menschen). Für das 21. Jahrhundert wird mit 1 Mrd. Toten durch das Tabakrauchen gerechnet, das wären 27.000 Menschen pro Tag.

Die Zahl der gerauchten Zigaretten hat sich weltweit innerhalb von 100 Jahren verhundertfacht

Im letzten Jahrhundert starben mehr Menschen an den Folgen des Tabakrauchens als durch beide Weltkriege zusammen

2

2.2   Gesellschaftliche Entwicklung

- **Tabakboom**

In den 1960er Jahren durfte –
unvorstellbar aus heutiger Sicht –
überall geraucht werden

Rauchen war, gesellschaftlich betrachtet, über viele Jahrzehnte »der
Renner«. Ende der 1940er Jahre rauchten beispielsweise 82% der britischen Männer, 65% waren Zigarettenraucher. Etwas zeitversetzt
erreichte die Raucherquote unter britischen Frauen in den späten
1960er Jahren knapp 50%. Rauchen gehörte zum gesellschaftlichen
Leben dazu, und es wurde in Kinos, in öffentlichen Verkehrsmitteln,
sogar im Flugzeug, am Arbeitsplatz, teils in Schulen und auch in Krankenhäusern geraucht.

- **Gesundheitliches Umdenken**

Ab 1964 setzt ein Umdenken
ein: Zigaretten werden
als gesundheitsschädlich
angesehen

Bereits im 18. Jahrhundert wurden erste Zusammenhänge zwischen
Tabakkonsum und Erkrankungen beschrieben, z. B. der Zusammenhang von Schnupftabak und Nasenkrebs oder von Pfeifenrauchen und
Lippenkrebs. Erst Mitte des letzten Jahrhunderts wurde von Forschern
ein Zusammenhang zwischen inhalativem Rauchen und Lungenkrebs
erkannt. Diese Ergebnisse wurden 1964 im ersten Bericht des US-Gesundheitsministeriums über Rauchen und Gesundheit auch einer
breiten Öffentlichkeit und den politischen Entscheidungsträgern präsentiert. Dieser Bericht kann als Meilenstein in Bezug auf das gesellschaftliche Umdenken angesehen werden: Rauchen wurde ab diesem
Zeitpunkt als gesundheitlich nachteilig eingeschätzt. Seither zeigten sich
die Raucherquoten in industrialisierten Ländern zunächst bei Männern
und später auch bei Frauen rückläufig. In Amerika fiel beispielsweise die
Raucherquote von 42,4% im Jahr 1965 auf 18% im Jahr 2012.

- **Nichtraucherschutz in der Gesellschaft**

Bereits früh in der Geschichte des Rauchens gab es, aufgrund der
gesundheitlichen Bedenken und der starken Rauchbelästigung durch
den Tabakrauch, auch eine gesellschaftliche Bewegung insbesondere
zum Schutz von Nichtrauchern, die aber letzten Endes auch dem Schutz
von Rauchern dienen sollte. Obwohl schon im 17. Jahrhundert versucht wurde, der Verbreitung des Rauchens in der Gesellschaft Einhalt
zu gebieten, hat es noch einige Jahrhunderte gedauert, entsprechende
Gesetze einzuführen. Hier eine stichwortartige Reise durch die Zeit:

- Bereits 1603 wetterte der englische König Jakob I. öffentlich in
  einer Streitschrift gegen den »stinkenden« Tabakkonsum.
- 1653 wurde vom Kölner Erzbischof Ferdinand der Kauf, Verkauf
  und Gebrauch von Tabakwaren wegen der davon ausgehenden
  Feuergefahr verboten.
- Kurz nach dem Beginn der maschinellen Zigarettenfertigung und
  dem damit verbundenen Anstieg des Zigarettenkonsums wurden
  in Deutschland zu Beginn des 20. Jahrhunderts erste Nichtraucherschutzorganisationen gegründet.
- Während des Zweiten Weltkriegs wurde in Deutschland eine
  massive Kampagne gegen das Rauchen durchgeführt mit

Rauchverboten in der Öffentlichkeit, Werbeverboten, Rauchverboten für Jugendliche und Abgabeverboten an Frauen.

- 1974 wurde in Deutschland ein Werbeverbot für Tabak in Funk und Fernsehen erlassen.
- Seit 1981 muss auf Zigarettenpackungen der Warnhinweis »Rauchen gefährdet Ihre Gesundheit« stehen.
- 2002 wurde ein Tabakwerbeverbot in Kinos vor 18 Uhr erlassen.
- 2006 kam es zum Werbeverbot in Zeitungen und Zeitschriften sowie zum Verbot von Tabakwerbung im Internet.
- 2007 wurden das Bundes-Nichtraucherschutzgesetz (öffentliche Gebäude und Transportmittel) sowie bis 2008 die Nichtraucherschutzgesetze der Länder (Gebäude, Gaststätten) erlassen. Letztere sehen jedoch viele Ausnahmeregelungen vor. Umfassende Nichtraucherschutzgesetze ohne Ausnahmeregelungen für die Gastronomie gibt es aktuell nur in drei Bundesländern: Bayern (2010), Saarland (2011) und Nordrhein-Westfalen (2013).
- 2016 wurden auf EU-Ebene kombinierte Bild- und Text-Warnhinweise beschlossen (sog. Schockbilder).

Von einigen Rauchern wird bei diesen gesellschaftlichen Veränderungen und bei gesetzlichen Vorgaben regelmäßig der Vorwurf erhoben, dass ihre persönliche Freiheit eingeschränkt würde. Dabei lassen diese jedoch außer Acht, dass auch durch Passivrauchbelastung Menschen erkranken und sterben. Die WHO geht beispielsweise für 2004 weltweit von über 600.000 Todesfällen durch Passivrauchbelastung aus, darunter sind mehr als 166.000 Kinder. Von daher sind Maßnahmen zum Schutz vor Passivrauch wie die Nichtraucherschutzgesetze aus ärztlicher Sicht voll und ganz zu begrüßen.

> Passivrauch ist tödlich. Der Schutz der Nichtraucher steht über der »Freiheit« der Raucher!

Zusammenfassung: Geschichte des Tabakkonsums

- Die Menschheit konnte rund 200.000 Jahre lang sehr gut ohne Tabakrauch leben. Erst vor ca. 500 Jahren ist die Tabakpflanze in Europa angekommen, und seit Ende des 19. Jahrhunderts wurde das Zigarettenrauchen durch industrielle Fertigung und Verbesserung des Produkts zum Massenphänomen.
- Aufgrund der Erkrankungen und der Todesfälle spricht die WHO von einer Tabakepidemie.
- Aktuell sterben weltweit jedes Jahr ca. 6 Mio. Menschen an den Folgen des Tabakrauchens. Im vergangenen Jahrhundert haben die Zigaretten mehr Menschen getötet als beide Weltkriege zusammen, und im aktuellen Jahrhundert sterben jeden Tag weltweit mehr als 27.000 Menschen an den Folgen des Tabakkonsums.
- Erst in den 1960er Jahren kam es zu einem Umdenken: Zigaretten werden seither als gesundheitsschädlich angesehen.
- Da Menschen aber auch durch Passivrauchbelastung erkranken und sterben, hat der Schutz der Nichtraucher vor den gesundheitsschädigenden Folgen des Passivrauches hohe Priorität.

2

2.3   Die Machenschaften der Tabakindustrie

Bei bestimmungsgemäßem Gebrauch ist die Zigarette ein Produkt, das krank macht und tötet

■ **Gegen jede Ethik – die Profitgier treibt an**

Neben der Waffenindustrie ist die Tabakindustrie der einzige Industriezweig, dessen Produkte bei bestimmungsgemäßem Gebrauch verletzen bzw. krank machen und töten. Untersuchungen konnten zeigen, dass der Rauch einer Zigarette 5000–9500 chemische Stoffe enthält (▶ Box: Chemie im Tabakrauch; ◘ Abb. 2.2). Eine solche Vielzahl an Substanzen findet sich wohl in keinem anderen Produkt, dessen Herstellung, Verkauf und Konsum erlaubt ist. Und genau diese Vielzahl an Substanzen ist verantwortlich für die vielen verschiedenen körperlichen Schäden, die durch das Tabakrauchen (aber auch das Schnupfen oder Kauen von Tabakprodukten) entstehen.

Chemie im Tabakrauch

Werden Raucher gefragt, wie viele einzelne Substanzen im Tabakrauch enthalten sind, wird als Durchschnittsantwort häufig »zwischen 20 und 50« genannt. Lassen Sie uns damit ein kleines Gedankenexperiment machen. Stellen Sie sich vor, jemand stellt auf den Tisch vor Ihnen einen Kasten mit ca. 50 Reagenzgläsern. Beim Öffnen der Gläser riecht es wie im Chemielabor. Ihr Gegenüber nimmt mit einer Pipette aus jedem einzelnen Gläschen einen winzigen Tropfen, gibt ihn in eine Schale, zündet dieses Gemisch an und reicht Ihnen die Schale mit der Bitte, genüsslich 5 Minuten lang tief daraus einzuatmen. Gerne erhalten Sie auf Wunsch auch eine Tasse Kaffee dazu. Würden Sie das tun? Wäre dies die geschmackliche Krönung für Ihren Morgenkaffee, würde es das leckere Abendessen abrunden oder Ihnen beim Ärger mit dem Chef helfen?

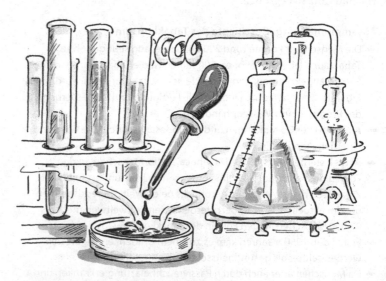

◘ **Abb. 2.2**   Im Rauch einer Zigarette sind 5000–9500 chemische Stoffe enthalten, die für die körperlichen Schäden des Tabakrauchens verantwortlich sind

Kein Raucher, mit dem wir dieses Gedankenexperiment durchgeführt haben, hat spontan und freudig mit »Ja« geantwortet. Hier greift unser Selbsterhaltungstrieb: Kein Mensch würde freiwillig 50 unbekannte und übelriechende chemische Substanzen einatmen.

Mit jedem Zug an der Zigarette, aber auch durch Passivrauchbelastung, lösen Sie allerdings Zellschäden bis hin zum Zelltod aus und bewirken eine Abwehrreaktion Ihres Körpers in Form einer Dauerentzündung – insbesondere an den Atmungsorganen, aber auch am Herz-Kreislauf-System. Und das, obwohl eigentlich kein Mensch seinen Körper schädigen möchte.

Warum inhalieren Sie dann täglich mehrmals 5000–9500 chemische Substanzen bis tief in Ihre Lungen? Denken Sie bei der nächsten Zigarette bitte an unseren Chemiekasten …

Täuschen, lügen und betrügen, um den Profit zu sichern

Obwohl die Tabakkonzerne bereits seit Jahrzehnten um die schädlichen Auswirkungen des Rauchens wissen, stritten sie diese bis Ende des letzten Jahrhunderts ab – selbst unter Eid. Sie belogen, täuschten und betrogen bewusst sowohl die Konsumenten als auch die Öffentlichkeit und politische Entscheidungsgremien. Auch heute noch versuchen Tabakkonzerne durch gezielte Desinformation, Entscheidungsprozesse aufzuhalten oder zu stoppen, die ihrem Profit entgegenstehen.

Informationen zu den Machenschaften der Tabakindustrie in den vergangenen Jahrzehnten fußen nicht etwa auf Mutmaßungen militanter Tabakgegner, sondern stehen seit Ende des letzten Jahrhunderts aus erster Hand zur Verfügung: 1998 mussten 7 große Tabakkonzerne ihre geheimen, internen Dokumente der Öffentlichkeit zur Verfügung stellen. Diese werden seither wissenschaftlich und juristisch erforscht.

Milliardengewinne auf Kosten der Gesundheit und der Lebenszeit

Alle Aktivitäten der Tabakindustrie waren und sind weiterhin darauf ausgerichtet, mit dem Anbau, der Produktion, dem Marketing und dem Verkauf eines schädlichen Produkts möglichst hohe Gewinne für die Konzerne und die Manager zu sichern. Im Jahr 2013 beliefen sich die Gewinne der 6 größten Tabakfirmen auf über 44 Mrd. US $ und lagen damit höher als die gemeinsame Gewinnsumme von Coca-Cola, Walt Disney, General Mills (Lebensmittel), FedEx, AT&T (Telefon), Google, McDonalds und Starbucks im selben Jahr. Abhängige Tabakkonsumenten finanzieren also auf Kosten der eigenen Gesundheit und mit der harten Währung »Lebenszeit« die Villen und Traumurlaube der Manager der Tabakindustrie.

Mit dem Rückgang der Raucherquoten in den industrialisierten Ländern werden von der Tabakindustrie in der Dritten Welt und in Asien neue Märkte geschaffen und bedient. Mehr als jede 3. Zigarette weltweit wird mittlerweile in China geraucht.

■ **Die Zigarette als hoch-designtes Industrieprodukt**

Frühe Bindung der Konsumenten durch Erzeugung von Abhängigkeit

Aus Sicht der Tabakindustrie ist die Zigarette lediglich die Verpackung, das Vehikel, für das abhängig machende Nikotin. Das primäre Ziel der Tabakindustrie ist es, Raucher möglichst früh im Leben an das Produkt zu binden und sie möglichst lange »bei der Stange zu halten«. Raucher erweisen sich dabei für die Industrie als dankbare Kunden, da sie sehr markentreu sind. Haben sie einmal mit Marke XY begonnen, bleiben sie dieser i. Allg. jahrzehntelang treu. Mehr als die Hälfte der Raucher rauchen länger als 25 Jahre. Daher zielt das Marketing für die Zigaretten insbesondere auf Jugendliche und junge Erwachsene, um diese direkt mit dem Rauchbeginn an die eigene Marke zu binden.

Zitate der Tabakindustrie

- »Nikotin macht süchtig. Wir sind dementsprechend im Geschäft des Verkaufes von Nikotin, einer süchtig machenden Droge.« (Brown & Williamson 1963)
- »Unser Geschäft basiert auf dem Design, der Herstellung und dem Verkauf von attraktiven Dosierungsformen des Nikotins.« (R. J. Reynolds 1972)
- »Ohne Nikotin würde es kein Rauchen geben. … Niemand ist jemals Raucher geworden, wenn er eine Zigarette ohne Nikotin geraucht hat.« (Philip Morris 1972)

(Zitiert nach: Rote Reihe Tabakprävention und Tabakkontrolle. Die Tabakindustriedokumente I: Chemische Veränderungen an Zigaretten und Tabakabhängigkeit, Deutsches Krebsforschungszentrum Heidelberg, 2005; *https://www.dkfz.de/de/tabakkontrolle/download/Publikationen/RoteReihe/Tabakindustriedokumente_I.pdf*)

Das Wissen um die abhängig machende Wirkung des Nikotins liegt der Tabakindustrie schon mindestens seit den 1960er Jahren vor, aber noch 1994 schworen die Vorstandsvorsitzenden der größten US-amerikanischen Tabakhersteller öffentlich bei einer Anhörung vor dem US-Kongress, dass sie nicht der Ansicht seien, Nikotin mache süchtig. Rauchen sei ein Verhalten, das der freien persönlichen Entscheidung unterliege und jederzeit problemlos beendet werden könne, wenn nur der Wille des Rauchers dazu bestehe.

■ ■ Forschung und Entwicklung für mehr Abhängigkeit

Bei der Betrachtung der steigenden Absatzzahlen und Gewinne der Tabakindustrie muss dieser attestiert werden, dass sie das Produkt »Zigarette« im Lauf der Zeit – speziell vor dem Hintergrund der Erzeugung einer Abhängigkeit – zu einem hoch effektiven High-end-Produkt weiterentwickelt hat. Nachfolgend werden einige der dabei angewandten Methoden tabellarisch dargestellt (◘ Tab. 2.1).

Alle Methoden dienen letzten Endes dazu, das Inhalieren angenehmer zu machen und insbesondere den Gehalt an freiem Nikotin im Tabakrauch zu erhöhen. Freies Nikotin wird bereits über die Mund- und Rachenschleimhaut und im Weiteren über die Lunge schneller in das Blut aufgenommen und flutet somit schneller im Gehirn an.

▣ **Tab. 2.1** Methoden der Tabakindustrie, um das Produkt »Zigarette« zu optimieren und mehr Raucher »bei der Stange« zu halten, sprich: abhängig zu machen

Methode	Effekt	Ziel
Einsatz von Nitratdünger beim Tabakanbau	Mehr Nikotin in den Blättern der Tabakpflanze **Negativer Nebeneffekt:** mehr krebserzeugende Substanzen in den Blättern (Nitrosamine)	– Mehr Nikotin im Endprodukt – Mehr freies Nikotin im Tabakrauch durch Ammoniumverbindungen – Aufnahme des Nikotins bereits über Schleimhäute der Mundhöhle
Heißlufttrocknung der geernteten Blätter	Reduktion des Abbaus von Zucker- und Aromastoffen	Angenehmere und tiefere Inhalation des Tabakrauchs
Mischung verschiedener Tabaksorten	Wichtig für den »korrekten« Nikotingehalt im Endprodukt	Mehr Nikotin im Endprodukt
Beimischung von Zusatzstoffen (bis 10% des Gesamtgewichts)	**Menthol:** Vermindert das Schärfegefühl, lindert den Schmerzreiz in den Atemwegen, führt zu einem Kühleffekt	– Verbesserung des Geschmacks – Erleichtern des Raucheinstiegs – Ermöglichen einer tieferen Inhalation (weniger Husten, Schmerzen) – Eigenes Abhängigkeitspotenzial – Vermittlung eines Gesundheitsgefühls
	Kakao: Aromatisiert, mildert den herben Tabakgeschmack Theobromin und Koffein im Kakao erweitern Bronchien und Blutgefäße **Negativer Nebeneffekt:** beim Verbrennen entstehen krebserzeugende Substanzen (Nitrosamine, polyzyklische aromatische Kohlenwasserstoffe)	– Aromatisierung – Milderung des herben Tabakgeschmacks – Erleichterung und Vertiefung der Inhalation – Gesteigerte Nikotinaufnahme
	Zucker: mildert den herben Tabakgeschmack **Nebeneffekt:** Verbrennung führt zur Bildung von krebserzeugendem Acetaldehyd	– Geschmacksverbesserung durch Karamellisierung (weicher Geschmack) – Erleichterung und Vertiefung der Inhalation – Acetaldehyd gilt als positiver Verstärker der Nikotinwirkung mit eigenem Abhängigkeitspotenzial
Entfernen von Säuren aus dem Tabak	Erhöhung des pH-Werts	Erhöhung des freien Nikotins im Tabakrauch
Alkalische Zusatzstoffe in Papier und Filter	Erhöhung des pH-Werts	Erhöhung des freien Nikotins im Tabakrauch
Chemische Absenkung der Luftdurchlässigkeit des Papiers	Änderung der Abbrenngeschwindigkeit	– Mehr freies Nikotin im Tabakrauch – Vermeiden von Verbrennungsverlusten – Tiefere Inhalation
Physikalische Änderung der Eigenschaften von Papier und Filter	Optimierung der Abbrennbedingungen, höhere Luftbeimengung etc.	– Erzeugen einer optimalen Abbrenntemperatur – Mehr freies Nikotin im Tabakrauch – Abmilderung der Schärfe – Tiefere Inhalation

2

Inhaliertes Nikotin benötigt nur 3–7 Sekunden, um im Gehirn anzukommen. Suchtmedizinisch ist schon lange bekannt, dass eine Droge umso abhängiger macht, je schneller der Kick beim Konsum einsetzt.

■ ■ **Produkte »gesund lügen«**

Als wie »gesund« kann »tödlich« verkauft werden?

Für die Angaben zum Teer- und Nikotingehalt auf den Verpackungen kommen weltweit zwei standardisierte Testverfahren zur Anwendung, die von der Tabakindustrie selbst entwickelt wurden, mit denen jedoch das für die Abhängigkeit wichtige freie Nikotin im Tabakrauch nicht gemessen wird. Zudem entsprechen die verwendeten Testprotokolle nicht dem Rauchverhalten von Rauchern: Menschen ziehen ca. doppelt so häufig an der Zigarette und inhalieren ungefähr das doppelte Volumen pro Zug als die Testgeräte.

»Lights-Lüge«, »Filter-Lüge« und »Ohne-Zusatz-Lüge«

Mit der Einführung teer- und scheinbar nikotinärmerer Zigaretten konnten diese dank der eigens entwickelten Messtechnik als »leichter« und »gesünder« verkauft werden, obwohl der Anteil am abhängigkeitserzeugenden freien Nikotin in den Zigaretten eher zugenommen hat. Zudem inhalieren Raucher von sog. »leichten« Zigaretten häufig tiefer und halten den Rauch und damit auch alle Giftstoffe nach dem Inhalieren länger in der Lunge (»Lights-Lüge«). Der Einführung von Filterzigaretten in den 1950er Jahren lag dasselbe Prinzip zugrunde. Filter erzeugen durch ihre physikalischen und chemischen Eigenschaften ebenfalls mehr freies Nikotin, machen den Rauch besser inhalierbar und ermöglichen somit eine längere und tiefere Inhalation. Auch sie wurden der Öffentlichkeit als »gesünder« verkauft (»Filter-Lüge«). Und ob die Zigaretten »ohne Zusätze« wirklich der von der Werbung suggerierte große Sprung in Richtung einer gesunden Zigarette sind, darf stark bezweifelt werden (»Ohne-Zusatz-Lüge«).

> **Zitat der Tabakindustrie**
> »Das Problem ist: wie verkauft man Tod? Wie verkauft man ein Gift, das jährlich 350.000 und täglich 1000 Menschen umbringt? Man macht es mit weiten, offenen Freiflächen in der Natur … den Bergen, den offenen Plätzen, dem See mit seinem Ufer. Sie machen das mit jungen, gesunden Menschen. Sie machen das mit Sportlern. Wie könnte der Hauch einer Zigarette in solch einer Situation schädlich sein? Er kann es nicht – da ist zu viel frische Luft, zu viel Gesundheit – es strahlt vor Jugend und Lebendigkeit – so wird das verkauft.« (Fritz Gahagan, ehemaliger Vertriebsberater für 5 Tabakkonzerne, in: *World in Action, The Secret of the Safer Cigarette*, 1988)
> (Rote Reihe Tabakprävention und Tabakkontrolle. Die Tabakindustriedokumente I: Chemische Veränderungen an Zigaretten und Tabakabhängigkeit, Deutsches Krebsforschungszentrum Heidelberg, 2005; *https://www.dkfz.de/de/tabakkontrolle/download/Publikationen/RoteReihe/Tabakindustriedokumente_I.pdf*)

Alles in allem ist das in etwa so, als würde man der Autoindustrie die Festlegung der zu messenden Abgaswerte, die Entwicklung entsprechender Testsysteme, die Manipulation der Testabläufe, die Durchführung der Tests und das Ausstellen von Sauber-Prüfzertifikaten ohne jegliche Kontrolle überlassen.

Obwohl die Verschleierungstaktik der Tabakindustrie durch die Veröffentlichung der internen Dokumente bekannt wurde, wird sie bis heute erfolgreich weiterbetrieben. Die Tabakindustrie

- lässt Zweifel an wissenschaftlichen Belegen für Abhängigkeit und Schädlichkeit veröffentlichen,
- beauftragt eigene Forschungsinstitute und publiziert eigene Ergebnisse,
- kauft (scheinbar unabhängige) Wissenschaftler zur Veröffentlichung industrieeigener Ergebnisse,
- leugnet weiterhin die Gefahren des Passivrauchens,
- leugnet weiterhin die Suchtgefahr der Produkte,
- erforscht und entwickelt die Produkte weiter, um deren Abhängigkeitswirkung zu verstärken,
- setzt gezielte Marketingstrategien im Kinder- und Jugendbereich ein, um über die langfristige »Kundenbindung« die Profite zu sichern,
- unterdrückt und unterschlägt weiterhin Informationen.

Wollen Sie sich von dieser Industrie weiter vor den Karren spannen lassen und Ihre Gesundheit und Ihr Leben für deren rücksichtslose Profitgier aufs Spiel setzen?

■ Werbung für ein tödliches Produkt

So sehr die Arglist und Heimtücke erschüttern mag, die hinter der legalen (oder zumindest tolerierten) Optimierung eines abhängig und krank machenden Produkts steckt, desto mehr Erstaunen löst die Werbung für dieses Produkt aus. Die Marketingstrategen der Tabakindustrie schaffen es, jedweden Nachteil des Produkts in strahlendem Licht positiv erscheinen zu lassen. Experten gehen davon aus, dass über 1 Mrd. US $ pro Jahr in Marketingmaßnahmen der Tabakindustrie fließen, das sind mehr als 2,7 Mio. US $ pro Tag – nur für die Werbung.

Über 1 Mrd. US $ pro Jahr für Marketing - mehr als 2,7 Mio US $ pro Tag!

Das Absurde daran ist, dass ein Produkt beworben werden darf, welches nachweislich Krebs oder Erkrankungen der Atmungsorgane und des Herz-Kreislauf-Systems auslöst, welches nicht selten eine lebenslange Abhängigkeit verursacht und jährlich weltweit ca. 6 Mio. Menschen das Leben kostet. Es verwundert vor diesem Hintergrund weniger die Tatsache, dass von Expertenseite aus schon lange ein umfassendes Werbeverbot für diese Produkte gefordert wird, als vielmehr die Tatsache, dass in Deutschland und der Schweiz weiterhin Kino- und Außenwerbung in großem Stil erlaubt sind.

Warum darf ein Produkt, das jährlich ca. 6 Mio. Menschenleben fordert, überhaupt beworben werden?

2

Tabakwerbung richtet sich an 3 Zielgruppen
- Nichtraucher: hier soll bei potenziellen Neueinsteigern, insbesondere Jugendlichen und jungen Erwachsenen, Interesse geweckt werden.
- Raucher: Sie sollen in ihrer Gewohnheit bestärkt und »bei der Stange gehalten« werden.
- Aufhörwillige Raucher: Sie sollen vom Rauchstopp abgehalten werden.

Eine gezielte Marktforschung seitens der Industrie hilft herauszufinden, welche Werbebotschaften für die jeweilige Zielgruppe wichtig sind. Neue Produkte, neue Verpackungen werden vor ihrer Einführung mit modernen Methoden der Werbepsychologie (z. B. Eyetracking) entsprechend getestet.

Auch die Farbgebung der Verpackung spielt eine wichtige Rolle: weiße Verpackungen werden mit leichten, fast klinisch reinen Zigaretten in Verbindung gebracht, türkisfarbene mit Menthol, rote Verpackungen signalisieren »stärkere« Zigaretten, und schwarz, die neue Farbe am Markt, steht für »ohne Zusätze« oder »ohne Aromen«. Und da schwarz gleichzeitig edler wirkt, kosten diese auch etwas mehr als andersfarbige.

Was aber vermittelt uns die Tabakwerbung? Raucher sind, laut Aussage der Werbung,
- willensstark,
- attraktiv, schlank und sexy,
- gesundheitsbewusst (»light«, »mit Filter«, »ohne Zusätze«),
- individuell und kreativ,
- jung und glamourös,
- beliebt und anerkannt,
- immer in Gruppen und mit Freunden unterwegs,
- erfolgreich,
- frei und unabhängig,
- aktiv und sportlich,
- abenteuerfreudig,
- rebellisch, nicht spießig und angepasst,
- entspannt und gechillt.

Raucher sehen sich tatsächlich auch selbst so und haben den Eindruck, Nichtraucher seien weniger kommunikativ, traurige Einzelgänger, spießig, spaßbefreit, unentspannt und unsexy.

Raucher sind nicht cool und sexy, wie es die Werbung suggeriert

Die Realität sieht jedoch gänzlich anders aus und hat – wie so oft – mit der Werbung nichts zu tun: Raucher sind aufgrund ihrer Abhängigkeit gezwungen zu rauchen, sie können nicht frei entscheiden, werden diktiert von der Zigarette und müssen selbst dann weiterrauchen, wenn bereits körperliche Schäden eingetreten sind. Gesellschaftlich ist das Rauchen kaum mehr akzeptiert, der Schutz der Nichtraucher hat in den vergangenen Jahren eine höhere Bedeutung erlangt als die »freie Entfaltung« des Rauchers. Raucher altern schneller, ihre Kleidung, ihre Finger und ihr Atem riechen nach kaltem Zigarettenrauch – was mit Attraktivität und sexueller Anziehungskraft nur wenig zu tun hat. Auflehnung und Rebellion sind vielleicht allenfalls auf frühkindlich erfahrene Einschränkungen der persönlichen Entscheidungsfreiheit zurückzuführen – letzten Endes handelt es sich aber nur um eine Rebellion gegen sich selbst und den eigenen Körper. Und das Abenteuer von Rauchern besteht nicht darin herauszufinden, ob es sie selbst irgendwann einmal erwischt, sondern darin, wann dies sein wird – schließlich sterben nur die Besten jung.

Neben der direkten Werbung im Kino oder über Plakate werden noch andere (unkonventionelle) Werbestrategien eingesetzt, um die 3 Zielgruppen zu erreichen:

- Promotion (Verteilung von Gratisproben, Preisausschreiben, um Adressen zu erhalten, Werbung am Verkaufsort, Verteilung von Accessoires oder Marketing für Großveranstaltungen und Events),
- Produktplatzierung in Kino- und Fernsehfilmen,
- Aufstellen von Raucherkabinen,
- Sponsoring von Veranstaltungen oder Personen,
- Ausweitung der Marke beispielsweise auf Kleidung, Parfüm oder Abenteuerreisen.

Zudem zeigen sich Tabakfirmen gerne als sozial verantwortlich, indem sie sich bei Veranstaltungen engagieren, Projekte fördern, Stiftungen ins Leben rufen, Politik, Wissenschaft und Kultur fördern (sog. *corporate social responsibility*).

Zusammenfassung: Tabakindustrie

- Sie sind also einer Industrie auf den Leim gegangen, die ein giftiges, abhängig und krank machendes, letztlich tödliches Produkt erforscht, es mit hohem Aufwand technisch weiterentwickelt, es vertreibt und positiv auf großen Flächen in der Öffentlichkeit bewirbt.
- Trotz besseren Wissens täuscht und belügt diese Industrie seit Jahrzehnten die Öffentlichkeit und die Verbraucher und streicht dabei Jahr für Jahr Milliardengewinne auf Kosten der Gesundheit der Bevölkerung ein, die dann im Rahmen der Krankenversicherung auch noch für die Schäden aufkommen muss.
- Warum ein derartig schädliches Produkt überhaupt beworben werden darf, muss deutlich infrage gestellt werden, zumal die Werbung mit irreführenden Aussagen täuscht.
- Es ist Zeit, aus diesem System herauszukommen. Seien Sie nicht länger eine Marionette der Tabakindustrie und ihrer Werbestrategen.

Subtile Werbestrategien

2.4   Politische Rahmenbedingungen für die Tabakentwöhnung

- **Tabakkontrolle in Deutschland**

Deutschland mag in vielen Dingen eine Vorreiterrolle in Europa zugesprochen werden, aber bei der Bewertung der Tabakkontrolle war Deutschland 2013 auf dem vorletzten Platz von 34 untersuchten Staaten in Europa.

Tabakkontrolle umfasst alle Maßnahmen, die dazu beitragen, den Tabakkonsum innerhalb eines Landes zu reduzieren: das Preisniveau der Tabakprodukte, einen umfangreichen Nichtraucherschutz, öffentliche Kampagnen, Werbeverbote, Warnhinweise auf Verpackungen und insbesondere die therapeutische Unterstützung, die aufhörbereiten Rauchern gegeben wird. Besonders im letztgenannten Punkt muss aufseiten des Gesetzgebers dringend etwas geschehen, aber auch ein generelles Verbot von Tabakwerbung und eine deutliche Steigerung des Preises für Zigaretten sind sehr effektive Maßnahmen, die helfen, die Raucherquote eines Landes zu reduzieren.

- **Gesetze als Klotz am Bein**

In Deutschland verhindert die aktuelle Gesetzeslage eine adäquate Unterstützung von aufhörbereiten Rauchern. So werden Maßnahmen zur Tabakentwöhnung durch § 20 SGB V als primärpräventive Leistungen der Krankenkasse eingestuft, für die seitens der gesetzlichen Krankenversicherungen (GKV) ein Zuschuss gewährt werden kann. Dass bereits ein Kurs zur Entwöhnung von einer Abhängigkeit nicht mehr primärpräventiv ist, wird dabei – zum Glück für viele Raucher, die einen Entwöhnungskurs besuchen – übersehen und der Zuschuss unter bestimmten Kursvoraussetzungen dennoch gewährt.

Eine adäquate suchtmedizinische Therapie von Rauchern stellt jedoch keine primärpräventive Maßnahme dar und wird sogar von der Zuschussmöglichkeit seitens der GKV ausgenommen. Dazu kommt noch, dass alle zugelassenen und in Leitlinien empfohlenen Medikamente zur Unterstützung von Rauchern bei Vorliegen einer Abhängigkeit und bei Auftreten von Entzugssymptomen von der GKV in Deutschland nicht erstattet werden dürfen (§ 34 SGB V).

Anstatt die kompletten Therapiekosten (Beratung/Therapie plus Medikation) für aufhörbereite Raucher zu übernehmen, die in Summe bei maximal 500–1000 € liegen, und anstatt ein qualitativ gutes und flächendeckendes Netz von Entwöhnungszentren aufzubauen, wird mit der aktuellen Strategie zugewartet, bis Raucher krank werden, um dann ein Vielfaches der Entwöhnungskosten in ambulante und stationäre Behandlungen zu stecken, die bei vielen Erkrankungen allenfalls noch Symptomkosmetik darstellen. Das ist nicht nur als ökonomisch nicht sinnvoll, sondern nahezu als unethisch einzustufen.

Warum auf gesetzlicher Seite die Tabakabhängigkeit als einzige Abhängigkeitserkrankung gänzlich anders als andere behandelt wird, kann von unserer Seite aus nicht nachvollzogen werden.

In diesem Fall richten Sie also Ihre Frage bitte nicht an Ihren Arzt oder Apotheker, sondern an Ihre Krankenversicherung oder Ihren Bundestagsabgeordneten.

2.5 Was passiert beim Rauchen im Kopf?

Sie erinnern sich noch, wie es Ihnen beim Rauchen Ihrer ersten Zigarette erging: brennende Augen, gereizte Schleimhäute in Nase, Mund und Rachen, Husten, Schwindel und Übelkeit, vielleicht sogar Durchfall. Sie hatten sich in diesem Moment wahrscheinlich gesagt: Nie wieder!

Die erste Zigarette war scheußlich

Bei der ersten Zigarette spürte Ihr Körper noch, dass Tabakrauch schädlich ist, und er hat mit massiver Abwehr reagiert. Für manche war ein solches erstes Erlebnis heilsam. Sie selbst haben sich jedoch trotz dieser deutlichen körperlichen Warnsignale zunächst gezwungen, weiter zu rauchen und dabei bemerkt, dass die Reaktionen des Körpers nachließen. Die Abwehrreaktion stumpfte ab, und Sie konnten das Rauchen nahezu ungehindert fortsetzen. Sie hatten sich das Rauchen also erst antrainieren müssen.

Sie haben sich das Rauchen antrainiert

Hätten Sie damals gedacht, dass Sie irgendwann gezwungen sein würden, sich immer wieder eine Zigarette anzuzünden, dass Sie darauf achten müssten, immer genügend Vorrat zu haben und bereits nervös würden, wenn nur noch 3 Zigaretten in der Schachtel sind?

Was hat Sie bewogen, trotz des ersten negativen Erlebnisses weiter zu rauchen? Hatten Sie rauchende »Vorbilder« im Familien- oder Freundeskreis? Wollten Sie zu einer bestimmten Gruppe dazugehören? Wollten Sie sich gegen die Erwachsenen auflehnen? Oder wollten Sie das Erwachsensein vorverlegen? Hatte das Rauchen, gerade weil es verboten war, eine besondere Anziehungskraft? Oder sind Sie auf die Werbetricks der Tabakindustrie hereingefallen und wollten cool, sexy, stark, männlich, frei und gechillt sein?

Nach der ersten Zigarette weiter zu rauchen war zu Beginn noch eine freie Entscheidung, diese wurde aber schnell von einer Notwendigkeit, einem Zwang, abgelöst, sich wieder eine Zigarette anzuzünden. Waren es am Anfang vielleicht 3–5 Zigaretten pro Tag, wurden es im Lauf der Zeit immer mehr, bis Sie schließlich bei ihrer jetzigen Dosierung angekommen waren. Das Weiterrauchen über die vielen Jahre und Jahrzehnte hatte also rein gar nichts mehr mit Ihrer freien Entscheidung zu tun. Warum das so ist, lässt sich zum größten Teil über zwei Mechanismen erklären: **Gewohnheit** und **Abhängigkeit**.

Es ist nicht mehr Ihre freie Entscheidung zu rauchen – Sie müssen sich immer wieder die nächste Zigarette anzünden

■ **Wie Ihr Kopf das Rauchen »gelernt« hat – die psychologischen Mechanismen im Kopf eines Rauchers**
Ihr Gehirn hat sich das Rauchen regelrecht antrainiert. Wir möchten Ihnen die beiden wichtigsten Lernmechanismen vorstellen, die diesem Trainingseffekt zugrunde liegen.

Zunächst jedoch eine kleine Übung (▶ Box: Das »Arm-Experiment«), die das Thema »Gewohnheit« besser erfahrbar macht:

2

Neues Verhalten ist zu Beginn
ungewohnt, kann aber
»trainiert« werden

Das »Arm-Experiment«
Stehen Sie bitte auf und verschränken Sie beide Arme vor der Brust.
Betrachten Sie die Lage Ihrer Arme. Welcher Arm liegt »oben«? Lassen Sie
die Arme bitte locker neben dem Körper hängen und verschränken Sie sie
nochmals vor dem Körper. Bei den allermeisten Menschen liegt derselbe
Arm wieder oben – das ist also ihr gewohnter Oben-liege-Arm.
Probieren Sie beim nächsten Versuch bitte einmal, den anderen Arm oben
zu haben. Wie fühlt sich das an? Ungewohnt? Sie müssen sich konzentrieren
und anstrengen? Wir sind uns sicher, dass es Ihnen mit etwas Training immer
leichter fallen dürfte. Wir können Gewohnheiten mit Übung und Training
umstellen. Es bedarf nur der richtigen Zahl an Trainingseinheiten.

▪ ▪ Von Hunden und Glocken

Einige von Ihnen kennen vermutlich die Versuche des russischen
Physiologen Iwan Pawlow mit Hunden. Pawlow hat mit seinen Tieren
immer wieder den gleichen Versuchsablauf durchgeführt. Er hat eine
Glocke geläutet, den Hunden dann einen Fressnapf hingestellt und mithilfe eines Lappens im Maul der Hunde die Speichelmenge gemessen,
die die Hunde beim Anblick des Fressens im Napf produziert hatten
(◘ Abb. 2.3). Im Lauf der Zeit konnte Pawlow feststellen, dass die
Hunde bereits beim Glockenläuten ähnlich viel Speichel produzier-
ten wie zunächst nur beim Anblick des Fressnapfs. Die Hunde hatten
also die Kopplung gelernt, dass immer dann, wenn die Glocke läutet,
auch das Fressen kommt und sie deshalb bereits beim Glockenläuten
anfangen können zu sabbeln (klassische Konditionierung: wenn … –
dann …).

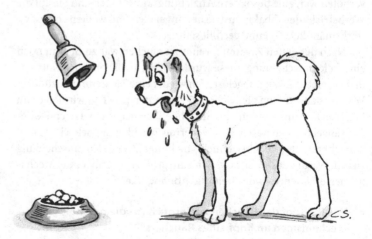

◘ **Abb. 2.3**   Versuchsanordnung von Pawlow. Immer nach dem Läuten einer
Glocke wurde den Hunden ein Fressnapf hingestellt. Der Anblick des Futters führte
zum Speichelfluss. Durch viele Wiederholungen reichte es irgendwann aus, die
Glocke zu läuten, um denselben Speichelfluss zu erzeugen wie zuvor beim Anblick
des Fressens (Reizkopplung = klassische Konditionierung)

Was hat das nun mit Ihnen als Raucher zu tun? Auch Sie haben sich solche Automatismen angewöhnt »Immer wenn …, dann rauche ich eine Zigarette«:

- »wenn ich Kaffee trinke«,
- »wenn ich im Auto unterwegs bin«,
- »wenn ich gegessen habe«,
- »wenn ich Stress und Ärger habe«,
- »wenn mir langweilig ist«,
- »wenn ich mein Feierabendbier trinke« etc.

Rauchen ist fest an bestimmte Situationen gekoppelt

■ ■ Von Lampen und Ratten

Der zweite psychologische Mechanismus wurde vom amerikanischen Psychologen Burrhus Frederic Skinner in seinen Versuchen mit Ratten demonstriert. Die Ratten wurden in einen Käfig gesetzt und mit Futter belohnt, wenn Sie einen Hebel drückten (◘ Abb. 2.4). Da das Verhalten »Hebel drücken« mit einer angenehmen Konsequenz (dem Futter) verbunden war, stieg die Wahrscheinlichkeit, dass die Ratte den Hebel drückte. Das Lernen erfolgte also durch die Belohnung eines bestimmten Verhaltens.

Wieder auf Sie als Raucher übertragen bedeutet das: wenn Sie Stress haben (unangenehmer Zustand) und eine Zigarette rauchen, wird der Botenstoff Dopamin im Belohnungszentrum Ihres Gehirns ausgeschüttet (Belohnungseffekt), und Sie fühlen sich besser. Es gibt hier sogar einen **doppelten** Belohnungseffekt, zum einen das Glücksgefühl durch die Dopaminausschüttung und zum anderen der Wegfall des Stressgefühls, das durch den Abfall des Nikotinspiegels im Gehirn entsteht. Vereinfacht lässt sich dieser zweite Mechanismus als »Lernen durch Belohnung« zusammenfassen (operante Konditionierung).

Lernen wird durch Belohnungseffekte erleichtert

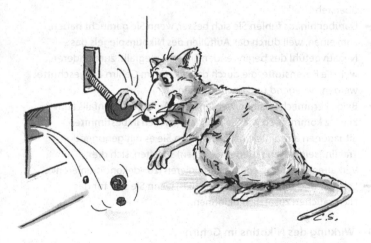

◘ **Abb. 2.4**   Versuchsanordnung von Skinner: Wenn die Ratte den Hebel drückte, erhielt sie Futter. Durch diesen Belohnungsreiz wurde das Verhalten häufiger wiederholt, die Ratte lernte, sich zu belohnen (Lernen durch Belohnung = operante Konditionierung)

Bereits an dieser Stelle möchten wir betonen, dass Sie durch das Rauchen letztlich nur ein Unbehagen beseitigen müssen, das entsteht, wenn der Nikotinspiegel abfällt. Sie stellen durch das Rauchen also lediglich den Gleichgewichtszustand im Gehirn wieder her, den Nichtraucher immer haben.

▪▪ Lernkette

Setzen Sie beide Lernmechanismen in eine Reihe, ergibt sich die ideale Lernkette für das Rauchen: »Immer wenn ich Stress habe, gehe ich eine rauchen, und wenn ich eine rauche, fühle ich mich hinterher besser.«

Lernen ist keine Einbahnstraße. Nichtrauchen kann neu gelernt werden!

Das Schöne am Lernen ist, dass es keine Einbahnstraße darstellt, sondern dass wir beide Mechanismen nutzen können, um Gewohnheiten wieder abzutrainieren. Wir können zu jedem Zeitpunkt in unserem Leben Verhaltensmuster neu lernen und erlernte Kopplungen wieder entkoppeln (»dekonditionieren«). Sie müssen also nur üben, ihren Kaffee, ihr Mittagessen, das ärgerliche Gespräch mit dem Kollegen, die Langeweile beim Warten auf den Bus usw. ohne Zigarette zu schaffen – ganz so wie es Nichtraucher übrigens auch tun. Sie benötigen nur die richtige Anzahl an Wiederholungen, dann sind alle diese Situationen nicht mehr mit dem Rauchen gekoppelt.

Zusammenfassung: Lernmechanismen

- Sie haben sich das Rauchen als festes Verhaltensmuster in Ihrem Leben antrainiert. Sie haben gelernt, dass Zigaretten immer zu bestimmten Situationen dazugehören und können sich kaum vorstellen, dass es diese Situationen für Menschen auch ohne Zigarette geben kann, z. B. den Morgenkaffee, die Autofahrt, das Warten auf den Bus, der Ärger mit dem Chef etc. – obwohl der größere Teil der Bevölkerung dieselben Situationen ohne Zigarette übersteht.
- Darüber hinaus fühlen Sie sich besser, wenn Sie geraucht haben, zum einen, weil durch das Auffüllen des Nikotinspiegels das Negativgefühl des beginnenden Entzugs wegfällt, zum anderen, weil die Botenstoffe, die durch das Nikotin im Gehirn ausgeschüttet werden, anregend und positiv wirken.
- Beide Lernmechanismen werden beim Aufhören ebenfalls zum Einsatz kommen: so wie Sie sich das Rauchen in bestimmten Situationen antrainiert haben, werden Sie es mit genügend Trainingseinheiten (Wiederholungen) schaffen, sich die Verhaltensmuster wieder abzutrainieren (zu »dekonditionieren«).
- Leichter und schneller lernen Sie dies, wenn Sie sich für das Nichtrauchen zusätzlich belohnen.

▪   Wirkung des Nikotins im Gehirn

Nikotin ist ein Inhaltsstoff der Tabakpflanze, der ihr als Schutz vor Fressfeinden dient und der als Nervengift wirkt. Die heilkundigen Priester der Mayas waren wohl die ersten, die die berauschende Wirkung des Rauchs der Tabakpflanze erkannten. Sie verbrannten hierzu

Tabakblätter auf »heiligen Feuern«. Mit dem Massenphänomen des Rauchens von Zigaretten heute hatte diese religiöse Verwendung der Tabakpflanze aber nichts zu tun, und ungesund waren die »heiligen Feuer« im Übrigen auch.

Inhaliertes Nikotin, insbesondere das freie Nikotin im Tabakrauch, wird bereits in der Mund- und Rachenschleimhaut, v. a. aber über die Lungenbläschen innerhalb kürzester Zeit in das Blutsystem aufgenommen und vor dort direkt in das Gehirn transportiert. Dort entfaltet es bereits nach 3–7 Sekunden seine Wirkung (◘ Abb. 2.5). Nikotin wirkt also schneller als z. B. Heroin, das in die Vene gespritzt wird. Nikotin bewirkt an erster Stelle im Belohnungszentrum des Gehirns die Ausschüttung unseres Glückshormons Dopamin und löst somit eine kleine »Mikrobelohnung« aus. Neben Dopamin werden im Gehirn durch Nikotin noch weitere Botenstoffe ausgeschüttet, die u. a. eine erhöhte Aufmerksamkeit, gesteigerte Wachheit, bessere Konzentration und eine Minderung des Hungergefühls bewirken. Dies sind zunächst positiv erlebte Effekte – wenn man die Gedanken an die vielen tausend chemischen Substanzen einmal bewusst kurz ausblendet.

> Nikotin löst bereits nach 3–7 Sekunden den »Kick« im Kopf aus und wirkt somit schneller als Heroin

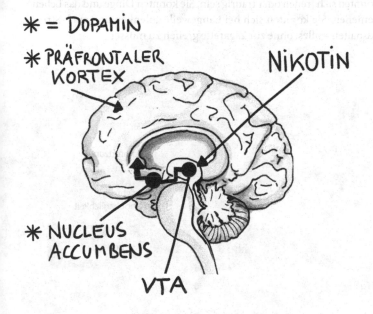

✳ = DOPAMIN

✳ PRÄFRONTALER KORTEX

NIKOTIN

✳ NUCLEUS ACCUMBENS

VTA

BELOHNUNGSZENTRUM
(Mesolimbisches System)

◘ Abb. 2.5 Nikotinwirkung im Gehirn. Bereits nach 3–7 Sekunden löst Nikotin über die Rezeptoren im ventralen Tegmentum (*VTA*) eine Dopaminausschüttung im Belohnungszentrum (Nucleus accumbens) und damit eine Mikrobelohnung aus

2

Andere Dinge machen uns
mindestens genauso glücklich,
ohne uns zu vergiften

Allerdings lässt sich dieser Belohnungseffekt im Gehirn auch mit vielen anderen und gesünderen Verhaltensweisen bewirken: ein Lächeln, das man jemandem schenkt und zurückerhält, die Freude über etwas Gelungenes, einen angenehmen Duft, ruhiges, entspanntes Atmen oder Dasitzen, etwas Besonderes zu Essen oder zu Trinken, eine Berührung, Sex, Bewegung oder Sport etc.

■ ■ Rauchen, um in der Komfortzone zu bleiben

Der Abfall des Nikotinspiegels
löst Unbehagen und Nervosität
aus

Bei regelmäßigen Rauchern verändert sich die Situation: sie rauchen nicht mehr, weil die Zigarette etwas im Kopf auslöst, sondern Sie müssen rauchen, weil mit abfallendem Nikotinspiegel im Gehirn ein unbehagliches Gefühl entsteht, eine Leere oder Unruhe, Nervosität (■ Abb. 2.6). Manche Raucher sind dann etwas schneller gereizt als sonst oder sogar aggressiver. Mit abfallendem Nikotinspiegel wird der Drang zu rauchen größer, bis es schließlich ein unüberwindbar scheinender Zwang ist. Erst wenn der Nikotinspiegel wieder im Komfortbereich ist, fühlen sich Raucher wieder besser. Sie erkennen sich darin wieder?

Rauchen bewirkt bei Rauchern
den Zustand, den Nichtraucher
immer haben

Raucher müssen also rauchen, um das Gleichgewicht im Gehirn wiederherzustellen, welches Nichtraucher auch ohne Zigaretten immer haben. Erinnern Sie sich bitte an die Zeit, bevor Sie geraucht haben: Sie konnten sich freuen oder traurig sein, Sie konnten Dinge und das Leben genießen, Sie konnten sich bei Langeweile ablenken und auch Stress aushalten – alles, ohne zur Zigarette greifen zu müssen.

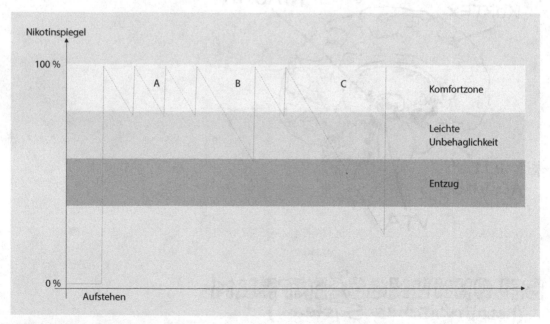

■ **Abb. 2.6**   Komfortzone des Rauchers. Raucher müssen den Abfall des Nikotinspiegels durch erneutes Rauchen einer Zigarette ausgleichen, um in der Komfortzone zu bleiben und das Unbehaglichkeitsgefühl zu beseitigen. Sie müssen also rauchen, um den Zustand zu erreichen, den Nichtraucher immer haben. *Situation A*: Komfortzone des Rauchers; *Situation B*: Unbehaglichkeit, Unruhe, Nervosität; *Situation C*: Gereiztheit, Aggressivität, starker Drang oder Zwang zu rauchen

Wie Sie in ◘ Abb. 2.6 erkennen können, haben Sie morgens nach dem Aufstehen kein Nikotin mehr im Blut und im Gehirn. Mit der ersten Zigarette erreichen Sie dann die volle Nikotinladung, die erste Zigarette des Tages »kickt« also am meisten, von 0 auf 100. Deshalb ist die erste Zigarette für viele Raucher so wichtig und wird auch relativ kurz nach dem Aufstehen geraucht, um in den Komfortbereich des Nikotinspiegels zu gelangen. Und deshalb rauchen manche Raucher auch in den ersten Stunden des Tages mehr Zigaretten als am restlichen Tag.

Die erste Zigarette »kickt« von 0 auf 100%

■ ■ Abhängig oder Angewohnheit, das ist hier die Frage
Manche von Ihnen denken vielleicht, das Rauchen sei bei Ihnen lediglich eine mehr oder weniger liebgewonnene Angewohnheit. Abhängig? Nein, das sind nur die anderen … !?

Beantworten Sie bitte folgende Fragen (◘ Abb. 2.7):

Sie haben bei mindestens 3 Sätzen ein »Ja« angekreuzt? Damit erfüllen Sie die medizinischen Kriterien einer Tabakabhängigkeit. Und das unterscheidet das Rauchen von einer reinen Angewohnheit. Angewohnheiten sind Verhaltensweisen, die wir immer wieder in der gleichen oder in ähnlicher Weise praktizieren. Manche Menschen haben z. B. die Angewohnheit, immer nur links von anderen Menschen zu gehen oder sich immer zuerst den linken Schuh vor dem rechten zu binden. Weichen diese Menschen von ihrem gewohnten Verhalten ab, fühlt sich das zwar ungewohnt an, aber sie haben weder ein starkes Verlangen noch geht die Welt für diese Menschen unter, wenn sie vom gewohnten Muster abweichen (müssen) (▶ Box: Das »Arm-Experiment«).

Rauchverhalten	Ja	Nein
Ich würde mein Verlangen nach Zigaretten eher als stark bezeichnen.	⭕	⭕
Ich rauche in manchen Situationen mehr, als ich eigentlich möchte.	⭕	⭕
Ich kann mir nicht vorstellen, mehrere Tage ohne Zigaretten zu sein.	⭕	⭕
Ich habe meinen Zigarettenkonsum über die Zeit gesteigert.	⭕	⭕
Wenn ich längere Zeit nicht rauchen kann, spüre ich eine innere Unruhe und Nervosität aufkommen.	⭕	⭕
Ich habe schon auf Dinge im Leben verzichtet, weil ich dort nicht rauchen konnte.	⭕	⭕

◘ **Abb. 2.7** Fragen zu Ihrem Rauchverhalten

2

Rauchen ist deutlich mehr als eine reine Angewohnheit. Sie werden gezwungen, sich wieder eine neue Zigarette anzuzünden

Rauchen dagegen ist nicht nur eine Angewohnheit, sondern zusätzlich auch eine Abhängigkeit, die mit einem starken Wunsch bzw. Verlangen einhergeht, sich immer wieder die nächste Zigarette anzuzünden – trotz besseren Wissens und trotz schlechten Gewissens sich und anderen gegenüber. Raucher haben die Zahl der Zigaretten über die Zeit gesteigert und fühlen sich leer und unruhig, wenn sie die gewohnte Dosis nicht erhalten. Einfach aufhören funktioniert nicht, sonst hätten sie es schon längst getan.

Das Aufhören wird aufgeschoben, bis der Arzt kommt – und noch darüber hinaus

Vielleicht hatten Sie sich in der Vergangenheit Aufhörziele gesetzt und trotzdem weitergeraucht. Viele junge Raucher sagen »Ich werde nur bis zum 25. (oder 30.) Lebensjahr rauchen, und dann höre ich auf.« Diese Zahl wird mehrmals im Leben nach oben korrigiert. Es geht sogar so weit, dass Raucher selbst dann noch weiterrauchen, wenn Sie eine raucherbedingte Erkrankung diagnostiziert bekommen und die körperliche Leistungsfähigkeit bereits eingeschränkt ist. Betrachten Sie doch einfach einmal im nächstgelegenen Krankenhaus vor der Eingangstür oder im Raucherpavillon rauchende Patienten.

▪▪ Hungrige Rezeptoren

Die Nikotinrezeptoren haben immer zur gleichen Zeit Hunger

Raucher fühlen sich beim Abfall des Nikotinspiegels so unbehaglich, weil alle Andockstellen für das Nikotin (die Nikotinrezeptoren) gemeinsam »hungrig aufschreien und gefüttert werden wollen« (◘ Abb. 2.8). Und da die Zigarette nahezu überall verfügbar ist, können Sie dem Wunsch Ihrer Rezeptoren auch jederzeit nachgehen, was Sie spätestens

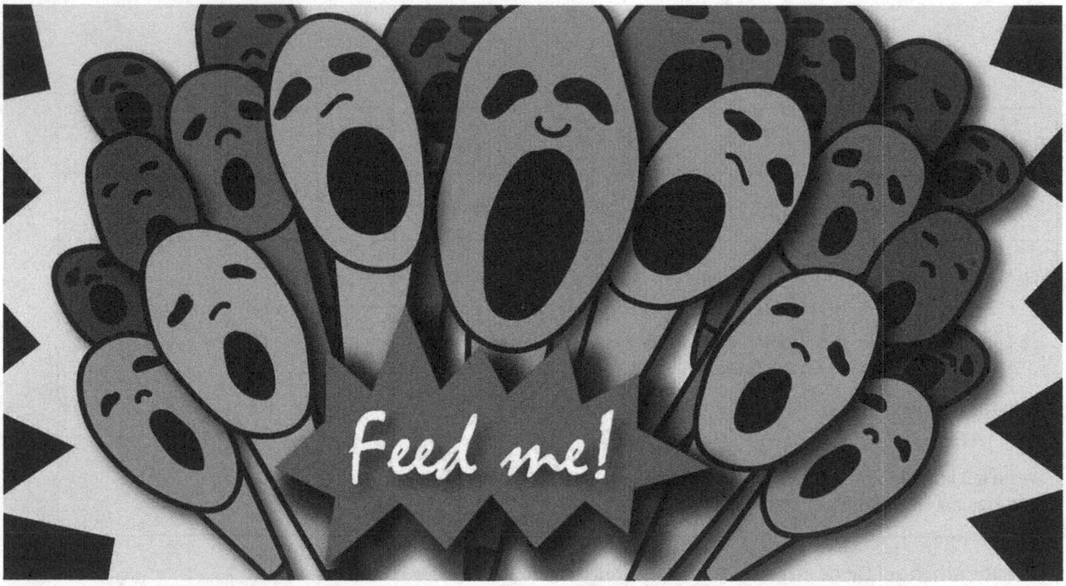

◘ **Abb. 2.8** Nikotinhunger. Die Rezeptoren im Gehirn von Rauchern bekommen durch den Abbau des Nikotins immer wieder Hunger und beginnen gemeinsam, nach ihrem Nikotinfutter zu rufen. Raucher gehen diesem Ruf in der Regel unmittelbar nach, um in der Komfortzone zu bleiben und kein Unbehaglichkeitsgefühl zu bekommen (Slide courtesy of Serena Tonsdad, MD, PhD DrPH, Lona Linda University School of Public Health; modifiziert von Pfizer, mit freundlicher Genehmigung)

dann tun, wenn der Nikotinspiegel in den roten Bereich des Entzugs fällt. Sie rauchen also eigentlich gar nicht wegen des Genusses oder um sich zu entspannen, sondern lediglich, um das Unbehagen des beginnenden Entzugs zu beseitigen.

Raucher haben – verglichen mit Nichtrauchern – übrigens deutlich mehr Nikotinrezeptoren im Gehirn, da das Nikotin die Rezeptoren blockiert und einen Teil von ihnen inaktiviert. Das Gehirn reagiert und bildet mehr Rezeptoren auf den Nervenzellen. Deshalb fällt der »Hungerschrei« der Rezeptoren auch so deutlich spürbar aus (◘ Abb. 2.8). Nach dem Rauchstopp werden die überschüssigen Rezeptoren innerhalb von 8–12 Wochen langsam wieder abgebaut.

▪▪ Die Angst vor dem Entzug

Entzugssymptome

- Körperliche Entzugssymptome wie Zittern, Schweißausbrüche, Übelkeit, Durchfall oder Krampfanfälle, wie man Sie vom Alkohol-, Medikamenten- oder Heroinentzug kennt, treten beim Tabakentzug **nicht** auf.
- Beim Rauchstopp kann es zum Auftreten von innerer Unruhe, Nervosität oder auch einmal zu Schlafstörungen kommen.
- Im Vordergrund steht bei Rauchern der psychische Entzug: das Rauchverlangen, das ständige Denken an die Zigarette, der Heißhunger nach Nikotin. Im Fachjargon wird dies als Craving bezeichnet.
- In der Regel werden die Entzugssymptome in den ersten 7 Tagen (maximal 10–14 Tage) nach dem Rauchstopp etwas stärker, dann werden sie aber weniger häufig und weniger intensiv und verschwinden nach wenigen Wochen gänzlich. Ein »ewiger Kampf«, wie ihn viele Raucher fürchten, findet nicht statt.

Die Angst vor einem Entzug verhindert einen Aufhörversuch

Für viele Raucher ist die Angst vor Entzugssymptomen eines der Hauptthindernisse, es mit dem Aufhören überhaupt zu versuchen. Erfolgreiche Aufhörer schildern jedoch meist, dass die Entzugssymptome bei Weitem nicht so schlimm gewesen seien, wie sie befürchtet hatten. Teilweise berichten uns sogar ehemals sehr starke Raucher (mit 40 oder 60 gerauchten Zigaretten pro Tag), dass sie von »jetzt auf nachher« aufgehört und eigentlich gar keinen Entzug verspürt hätten. Es scheint mit dem subjektiven Erleben von Entzugssymptomen so ähnlich zu sein wie mit dem Glas, welches halb leer oder halb voll sein kann: Es gibt Raucher, die gelassen mit allem umgehen, was auftritt, und andere Raucher, welche die unangenehmen Dinge besonders stark erleben.

Die Angst vor einem möglichen Entzug ist stärker als die Symptome nach dem Aufhören

Wir können Ihnen auf jeden Fall versichern, dass nichts Schlimmes passieren kann und Entzugssymptome, falls sie überhaupt auftreten, nach einem eventuellen Anstieg in den ersten Tagen relativ rasch abebben und nach kurzer Zeit vollständig verschwunden sind (► Box: Entzugssymptome). Ablenkung, Bewegung und ein individuelles Wohlfühlprogramm können von Beginn an helfen, Unbehagen, Unruhe oder Nervosität einzudämmen.

2

Falls Entzugssymptome einen Aufhörversuch jedoch gefährden, sollten Entwöhnungsmedikamente eingenommen werden, die wir in ▶ Kap. 3 besprechen.

■ ■ **Coolness, die killt**

Die heutigen Raucher sind die Patienten von morgen

Junge und jüngere Raucher fühlen sich mit dem Rauchen cool, stark, lässig, unabhängig, frei, sexy – das sind genau die Bilder, die uns auch die Tabakwerbung bewusst vermitteln möchte. Tatsächlich werden Sie als Raucher aber von der Zigarette diktiert, Sie sind fremd- und nicht selbstbestimmt, haben die Kontrolle über Ihr Verhalten verloren, werden nervös, wenn die Schachtel am Abend leer ist und Sie keine Zigarette für den nächsten Morgen haben. Sie gehen deshalb selbst bei schlimmstem Regenwetter zum nächsten Zigarettenautomaten oder zur Tankstelle, um sich Nachschub zu besorgen. Die Zigarette gibt Ihnen den Takt vor, sie bestimmt Ihren Alltag. Ihr Fehlen führt zu Entzugssymptomen, innerer Unruhe und Nervosität. Erst die nächste Zigarette hebt das Unbehagen, das durch das Fehlen der Zigarette erst hervorgerufen wurde, wieder auf. Dadurch überwiegen bei Rauchern meist die positiven Aspekte des Rauchens im Hier und Jetzt: Der Kick der Zigarette, der Wegfall des Unbehagens, die Beruhigung, die Anregung, die Wachheit im Kopf, all das sind positive Effekte des Rauchens, die unmittelbar, bereits mit dem ersten Zug an der Zigarette, zu spüren sind. Krankheiten hingegen entstehen erst viel später, und bei vielen Rauchern überwiegt eine Art »Unverwundbarkeitsdenken«: Es wird wohl nur die anderen treffen, aber mich doch nicht.

Zusammenfassung: Wirkung von Nikotin im Gehirn

— Nikotin flutet nach dem Einatmen des Tabakrauchs binnen weniger Sekunden im Gehirn an und bewirkt die Ausschüttung von Dopamin und anderen Botenstoffen, die zunächst anregende und positiv erlebte Veränderungen auslösen.

— Regelmäßige Raucher müssen mit dem Rauchen jedoch gegen die Unbehaglichkeit ankämpfen, die entsteht, wenn der Nikotinspiegel unter die Komfortzone des Rauchers abfällt. Sie sind also gezwungen zu rauchen, damit sie wieder ein Gleichgewicht erreichen, das Nichtraucher immer haben.

— Rauchen ist mehr als nur eine lästige Angewohnheit: (freies) Nikotin im Tabakrauch ist die hauptverantwortliche Komponente für die Entstehung der Abhängigkeit bei Rauchern.

— Die Angst vor Entzugssymptomen lässt Raucher häufig erstarren und den Rauchstopp gar nicht erst versuchen. Dabei treten Entzugssymptome bei Rauchern keinesfalls zwingend auf – und falls doch, bessern sie sich relativ rasch.

2.6   Was passiert beim Rauchen im Körper?

Eigentlich möchten Sie mit dem Rauchen nur den Nikotinhunger befriedigen, das unbehagliche Entzugsgefühl beseitigen und wieder in den Komfortbereich Ihres Nikotinspiegels kommen.

Fakten zum Rauchen
- In Deutschland rauchen derzeit rund 26% der Erwachsenen und knapp 14% der Jugendlichen zwischen 15 und 19 Jahren.
- In der Altersgruppe der (noch weitgehend gesunden) 20- bis 40-Jährigen bzw. der 20- bis 50-Jährigen liegt die Raucherquote bei 34% bzw. 33%, wobei Frauen (jeweils 28%) weniger häufig Raucher sind als Männer (39% bzw. 38%).
- Raucher im Alter zwischen und 25 und 79 Jahren haben im Vergleich zu gleich alten Nichtrauchern ein dreifach höheres Risiko, zu sterben.
- In Deutschland sterben pro Jahr ca. 110.000–140.000 Menschen aufgrund tabakrauchbedingter Erkrankungen, das sind jeden Tag mehr als 300 Menschen.
- Die Chance, das 80. Lebensjahr zu erreichen, beträgt bei Raucherinnen nur 38% (bei Nichtraucherinnen 70%) und bei männlichen Rauchern nur 26% (bei Nichtrauchern 61%).
- Im Durchschnitt verlieren Raucherinnen 11 und Raucher 12 Lebensjahre im Vergleich zu Nichtrauchern.
- Raucher haben bei zahlreichen Erkrankungen ein höheres Risiko, an dieser Erkrankung zu versterben, wie vergleichbare, ebenfalls erkrankte Nichtraucher (z. B. bei Herzinfarkt, Asthma, Lungenkrebs, Brustkrebs). 60% der Todesfälle bei Rauchern und 62% der Todesfälle bei Raucherinnen gehen auf Kosten dieser »Übersterblichkeit« und wären somit eigentlich vermeidbar.
- Mehr als 20% aller Krebsfälle in Deutschland könnten vermieden werden, wenn nicht geraucht würde.
- Aufhören mit 39 Jahren reduziert das Risiko, frühzeitig zu sterben, um 90%.
- 34-jährige Aufhörer gewinnen 10 Lebensjahre, bei 44-Jährigen sind es 9 Jahre, bei 54-Jährigen 6 Jahre und bei 64-Jährigen 4 Jahre mehr Lebenszeit.

In ❏ Abb. 2.9 sind die aktuellen Raucherquoten in Deutschland aus dem Jahr 2013 dargestellt. Im Alter zwischen 20 und 50 Jahren raucht jeder Dritte und obwohl sich diese »jungen« Raucher körperlich noch gesund fühlen, beginnen in dieser Lebensphase bereits die Erkrankungen zu entstehen, die in späteren Lebensjahren, ab 40, 50 oder 60 Jahren, durch Beschwerden auffallen und dann ärztlicherseits erstmalig diagnostiziert werden. Erkrankungen benötigen häufig eine lange Entstehungsphase, bevor sie bemerkt werden.

Die gesundheitlichen Auswirkungen des Rauchens sind erheblich, und viele Raucher sterben wegen des Rauchens viel zu früh

- **Wirkung des Nikotins**

Nikotin selbst hat im Körper, ähnlich wie im Gehirn, eher anregende Wirkungen: es steigert Herzfrequenz und Blutdruck, fördert die Verdauung, stimuliert die Atmung. In hohen Dosen kann es zu Vergiftungserscheinungen mit Übelkeit, Erbrechen, Krampfanfällen, niedriger Herzfrequenz, Kreislaufkollaps und Atemlähmung bis hin zum Tod kommen. Die meisten Vergiftungsnotfälle mit Nikotin bei Kleinkindern ereignen sich übrigens in den ersten beiden Lebensjahren durch herumliegende Zigaretten oder andere Nikotinprodukte. In diesem Alter können Vergiftungserscheinungen und auch Todesfälle bereits ab einem Drittel einer Zigarette auftreten. In einer einzelnen Zigarette sind ca. 10–12 mg Nikotin enthalten – Raucher nehmen davon nur ca. 1–3 mg

Nikotin steigert in niedrigen Dosen Körperfunktionen, kann aber in höheren Dosen zu Vergiftungen und bis zum Tod führen. Besonders Kleinkinder sind in den ersten Lebensjahren durch Nikotinvergiftungen gefährdet!

2

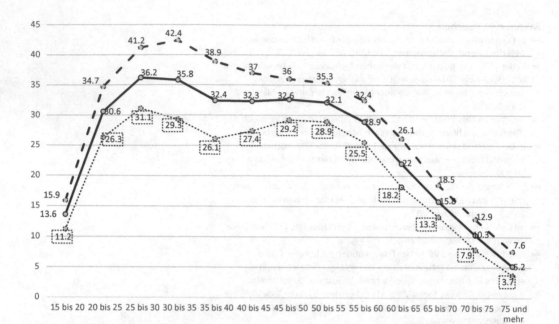

◻ Abb. 2.9   Raucherquote in Deutschland aus dem Jahr 2013. Männer rauchen mehr als Frauen. Insbesondere in der »gesunden« Altersgruppe der 20- bis 55-Jährigen raucht ungefähr jeder Dritte. Diese sind dann die Patienten von morgen. Raucherquote Frauen: *gepunktete,* Männer: *gestrichelte,* gesamt: *durchgezogene Linie.* (Quelle: Statistisches Bundesamt, Mikrozensus 2013; *https://www.destatis.de/DE/ZahlenFakten/GesellschaftStaat/Gesundheit/GesundheitszustandRelevantesVerhalten/ Tabellen/Rauchverhalten.html)*

Kein Mensch möchte Giftstoffe im Körper haben

über den Tabakrauch auf. Beim versehentlichen Verschlucken der Zigarette stehen dem Körper jedoch die vollen 10–12 mg zur Verfügung – das ist für Kinder u. U. tödlich.

Mit dem Rauchen führen Sie Ihrem Körper jedoch nicht nur Nikotin zu. Mit jedem Zug an der Zigarette gelangen, wie bereits erwähnt, 5000–9500 chemische Substanzen in Ihren Körper. Sie erinnern Sich noch an das Gedankenspiel mit den Reagenzgläsern (▶ Box: Chemie im Tabakrauch)? Eigentlich möchten noch nicht einmal die hartgesottensten Raucher ein derart giftiges Gemisch inhalieren.

■ **Körperliche Schäden**

Der Körper »steckt viel weg«, bevor wir Symptome bemerken

Die Vielzahl an chemischen Substanzen im Tabakrauch ist verantwortlich für die körperlichen Schäden, die Raucher im Lauf der Jahre erleiden. Da unser Körper jedoch »viel wegsteckt«, ist lange Zeit nichts davon zu spüren. Erst wenn die Schäden ein gewisses Maß übersteigen, bemerken wir, dass wir erkrankt sind – meist sind die Schäden zu diesem Zeitpunkt jedoch bereits nicht mehr vollständig rückbildungsfähig.

Insbesondere Erkrankungen der Atemorgane, des Herz-Kreislauf-Systems und Krebserkrankungen stehen auf der Liste der tabakrauchbedingten Erkrankungen ganz oben, aber letzten Endes schädigen Sie mit dem jahrelangen Rauchen Ihren gesamten Körper, wie Ihnen ◻ Abb. 2.10 aufzeigt.

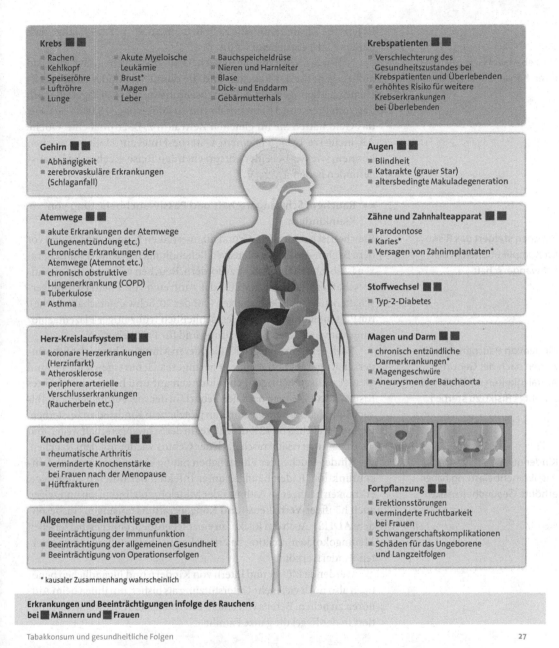

Krebs ■ ■

- Rachen
- Kehlkopf
- Speiseröhre
- Luftröhre
- Lunge
- Akute Myeloische Leukämie
- Brust*
- Magen
- Leber
- Bauchspeicheldrüse
- Nieren und Harnleiter
- Blase
- Dick- und Enddarm
- Gebärmutterhals

Krebspatienten ■ ■

- Verschlechterung des Gesundheitszustandes bei Krebspatienten und Überlebenden
- erhöhtes Risiko für weitere Krebserkrankungen bei Überlebenden

Gehirn ■ ■

- Abhängigkeit
- zerebrovaskuläre Erkrankungen (Schlaganfall)

Augen ■ ■

- Blindheit
- Katarakte (grauer Star)
- altersbedingte Makuladegeneration

Atemwege ■ ■

- akute Erkrankungen der Atemwege (Lungenentzündung etc.)
- chronische Erkrankungen der Atemwege (Atemnot etc.)
- chronisch obstruktive Lungenerkrankung (COPD)
- Tuberkulose
- Asthma

Zähne und Zahnhalteapparat ■ ■

- Parodontose
- Karies*
- Versagen von Zahnimplantaten*

Stoffwechsel ■ ■

- Typ-2-Diabetes

Herz-Kreislaufsystem ■ ■

- koronare Herzerkrankungen (Herzinfarkt)
- Atherosklerose
- periphere arterielle Verschlusserkrankungen (Raucherbein etc.)

Magen und Darm ■ ■

- chronisch entzündliche Darmerkrankungen*
- Magengeschwüre
- Aneurysmen der Bauchaorta

Knochen und Gelenke ■ ■

- rheumatische Arthritis
- verminderte Knochenstärke bei Frauen nach der Menopause
- Hüftfrakturen

Allgemeine Beeinträchtigungen ■ ■

- Beeinträchtigung der Immunfunktion
- Beeinträchtigung der allgemeinen Gesundheit
- Beeinträchtigung von Operationserfolgen

Fortpflanzung ■ ■

- Erektionsstörungen
- verminderte Fruchtbarkeit bei Frauen
- Schwangerschaftskomplikationen
- Schäden für das Ungeborene und Langzeitfolgen

* kausaler Zusammenhang wahrscheinlich

Erkrankungen und Beeinträchtigungen infolge des Rauchens bei ■ Männern und ■ Frauen

Tabakkonsum und gesundheitliche Folgen   27

◻ **Abb. 2.10**   Körperliche Schäden, die mit dem Tabakrauchen in Zusammenhang stehen. Betroffen sind nahezu alle Organe des Körpers (Mit freundlicher Genehmigung des Deutschen Krebsforschungszentrums Heidelberg)

Das wussten Sie als Raucher aber bereits, bevor Warnhinweise und Warnbilder auf Zigarettenschachteln aufgedruckt wurden. Raucher sind jedoch Meister im Verdrängen. Sie müssen den Gedanken an mögliche negative Folgen im Moment des Rauchens ausblenden. Sie könnten schwerlich eine Zigarette rauchen und gleichzeitig daran denken »Das

> Raucher müssen Gedanken an negative Konsequenzen verdrängen

2

ist jetzt die Zigarette, die eine Zelle in meinem Körper so schädigt, dass daraus Krebs entstehend wird.«

Sie geben viel Geld aus, um Ihren Körper zu schädigen

Neben der Verdrängung müssen Sie für das Rauchen auch viel Geld aufbringen: für das Rauchen und die damit verbundenen körperlichen Schädigungen gibt ein Durchschnittsraucher (20 Zigaretten pro Tag zum Preis von 5 €) innerhalb von 10 Jahren über 18.000 € aus. Für das Geld hätten Sie im gleichen Zeitraum z. B. 26-mal eine Woche All-inclusive-Urlaub in einem 4-Sterne-Hotel auf Mallorca machen können, wie wir bei einer entsprechenden Reise-Recherche herausgefunden haben.

▪ ▪ Rauchen, Schwangerschaft und Passivrauchbelastung von Kleinkindern

Rauchen steigert das Risiko für Komplikationen in der Schwangerschaft

Rauchen ist ein wichtiger Grund für unerfüllten Kinderwunsch, und vor dem Beginn von kostenintensiven Behandlungen in Kinderwunschpraxen ist absolute Tabakkarenz zu fordern. Rauchen während der Schwangerschaft erhöht das Risiko für das Auftreten von Eileiterschwangerschaften, für frühe Fehlgeburten (vor der 20. Schwangerschaftswoche), für Plazentakomplikationen einschließlich frühzeitiger Plazentaablösung, für vorzeitigen Blasensprung und für Frühgeburten.

Kinder von Raucherinnen zeigen nach der Geburt Auffälligkeiten und haben ein erhöhtes Risiko zu sterben

Nach der Geburt zeigen Kinder, deren Mütter während der Schwangerschaft geraucht haben, ein geringeres Geburtsgewicht, sie sind kleiner, weisen häufiger Fehlbildungen auf und haben ein erhöhtes Risiko, sowohl zeitnah nach der Geburt (in der sog. Perinatalperiode) als auch innerhalb des ersten Jahres an plötzlichem Kindstod zu versterben. Dennoch rauchen ca. 12% der Mütter in der Schwangerschaft weiter, und viele beginnen relativ rasch nach der Geburt wieder mit dem Rauchen.

Kinder mit Passivrauchbelastung haben erhöhte Gesundheitsrisiken

Kinder rauchender Eltern haben häufig eine eingeschränkte Lungenfunktion, leiden häufiger unter Infekten der unteren Atemwege, erkranken häufiger an Asthma oder Mittelohrentzündungen und zeigen auch häufiger Verhaltens- und Konzentrationsstörungen (insbesondere ADHS). Auch das Risiko, an einer lebensbedrohlichen bakteriellen Meningokokkeninfektion zu erkranken, ist bei passivrauchexponierten Kindern erhöht.

Werdende Mütter und Eltern von Kindern und Jugendlichen benötigen also noch viel mehr Unterstützung als bisher, um ihnen beim Aufhören zu helfen. Bereits von einem Elternteil, der rauchfrei wird, profitiert in der Regel die ganze Familie.

▪ Tödlicher Passivrauch

Passivrauch löst dieselben Erkrankungen aus wie aktives Rauchen

Passivrauch ist nicht nur eine äußerst unangenehme Geruchsbelästigung. Nichtraucher, die Passivrauch ausgesetzt sind, können durch das Passivrauchen dieselben Erkrankungen wie aktive Raucher bekommen. In Studien konnte gezeigt werden, dass Passivrauchbelastung das Risiko für die Entwicklung folgender Erkrankungen erhöht:
- Koronare Herzerkrankung (KHK),
- Gefäßveränderungen (Arteriosklerose),
- Schlaganfall,

- Einschränkung der Lungenfunktion und Entwicklung chronischer Atemwegsverengungen,
- Asthma-Symptome, bronchiale Überempfindlichkeit,
- Lungenkrebs,
- Krebs der Nasenhöhle und der Nasennebenhöhlen,
- Brustkrebs.

Die Rücksichtnahme von Rauchern auf Nichtraucher hat zwar in den vergangenen Jahren merklich zugenommen, sie kann jedoch weiterhin nicht immer und nicht überall erwartet werden. Daher ist ein umfassender Schutz von Nichtrauchern und insbesondere von Kindern und Jugendlichen gegenüber Passivrauch eine zwingende Forderung.

Die »freie Entfaltung« von Rauchern ist gegenüber den Gesundheitsgefahren durch Passivrauch als deutlich geringeres Rechtsgut anzusehen. In Deutschland ist dieser Schutz noch nicht weitreichend genug umgesetzt: 34% der nichtrauchenden Männer und 22% der nichtrauchenden Frauen in Deutschland gaben an, mindestens einmal pro Woche mit Tabakrauch in Kontakt zu kommen. Rund jedes 3. Kind im Alter von 11–17 Jahren mit mindestens einem rauchenden Elternteil hält sich mehrmals pro Woche bis täglich in Räumen auf, in denen geraucht wird.

Viele Raucher sind sich dessen bewusst, dass Sie nicht nur sich selbst, sondern auch andere durch das Rauchen schädigen. Wenn ein Mensch sich selbst schädigt, ist dies bedauerlich, und er sollte jedwede Unterstützung erhalten, die ihm bei der Beendigung seines schädigenden Verhaltens helfen kann. Wenn ein Mensch jedoch andere schädigt, verletzt er deren Recht auf körperliche Unversehrtheit. Deshalb möchten wir hervorheben, wie schädlich Passivrauch ist. Beim Schutz vor den negativen Auswirkungen des Passivrauchs muss in Deutschland nachgebessert werden, und Raucher sind aufgefordert, mehr noch als bisher Rücksicht auf ihre Kinder, Enkelkinder, Freunde, Verwandte oder Arbeitskollegen zu nehmen.

Nichtraucher müssen vor den gesundheitsschädlichen Folgen des Passivrauchs geschützt werden

Der Nichtraucherschutz in Deutschland ist noch immer suboptimal

■ Alles wird gut – oder zumindest besser

Nach all den medizinischen Fakten möchten wir Ihnen zum Schluss dieses Kapitels auch noch ein paar gute Nachrichten mitteilen. Die aufgeführten Risiken beginnen sich ab dem Moment wieder zu reduzieren, zu dem Sie aufhören, die Giftstoffe des Tabakrauchs zu inhalieren. Das Tempo, mit dem sich diese Risiken abbauen, ist für die einzelnen Erkrankungen unterschiedlich schnell. Bei Patienten mit einer bekannten Erkrankung der Herzkranzgefäße (KHK) wird beispielsweise das Risiko, in den folgenden Jahren zu versterben, nach dem Rauchstopp um 36% gesenkt. Die zur Behandlung der KHK regelmäßig eingesetzten Medikamente reduzieren das Risiko jeweils deutlich weniger stark: Statine (Fettsenker) um 29%, ASS (Acetylsalicylsäure) um 15%, Betablocker um 23%. Auch das Risiko für nichttödliche Herzinfarkte wird durch den Rauchstopp um 32% gesenkt. Sie sehen also, dass der Rauchstopp der wichtigste der eingesetzten Therapiebausteine ist.

Das Gesundheitsrisiko wird geringer, sobald Sie mit dem Rauchen aufgehört haben

Die Körperfunktionen verbessern sich nach dem Rauchstopp, die Lebensqualität steigt

Sie werden endlich wieder frei sein!

Was sich sonst noch alles bessern wird nach dem Rauchstopp: Ihr Blutdruck und Ihre Herzfrequenz sinken, die Durchblutung der Arme und Beine und der Haut verbessert sich, sie riechen und schmecken wieder mehr (und das bereits nach wenigen Tagen). Sie bekommen mehr Luft, haben weniger Husten, sind fitter. Das Risiko für Gefäßerkrankungen, Herzinfarkt, Schlaganfall und Krebserkrankungen nimmt in den Folgejahren ab. Lassen Sie sich nicht entmutigen, wenn in den ersten Tagen der Husten schlimmer wird – das ist normal und klingt rasch wieder ab. Die genannten positiven Effekte spüren Sie bereits nach kurzer Zeit.

Das Wichtigste ist jedoch zweifellos, dass Sie Ihre Freiheit und Ihre Selbstbestimmung wieder zurückgewinnen. Es ist ein unbeschreibliches Gefühl, wie wenn Ihnen nach einer langen Wanderung ein schwerer Rucksack von den Schultern genommen wird. So massiv das Rauchen Ihr Leben bis jetzt beeinflusst und getaktet hat: es wird keine Rolle mehr für Sie spielen. Sie werden nie mehr gezwungen sein, erneut den Rauch einer Zigarette bis tief in Ihren Körper zu inhalieren.

Zusammenfassung: Körperliche Folgen des Rauchens
- Bereits Nikotin ist als Zell- und Nervengift für den Körper schädlich. Neben dem Nikotin werden jedoch Tausende (5000–9500) chemische Substanzen eingeatmet, die über die Jahre nachweislich zu körperlichen Schäden in nahezu allen Organen führen.
- Tabakrauchen ist der führende vermeidbare Risikofaktor für zahlreiche Erkrankungen und frühzeitiges Sterben in industrialisierten Ländern.
- Rauchen während der Schwangerschaft und die Passivrauchbelastung von Kindern und Jugendlichen führt bei Kindern zu deutlichen Einschränkungen und teils schweren Erkrankungen. Eltern müssen sich der hohen Verantwortung für die Gesundheit und das Leben ihrer Kinder bewusst sein.
- Auch Erwachsene können durch Passivrauchbelastung dieselben Erkrankungen wie aktive Raucher bekommen, daher ist ein noch besserer Schutz von Nichtrauchern gegenüber den schädigenden Einflüssen des Passivrauchs zu fordern.
- Nach dem Rauchstopp sinkt das Gesundheitsrisiko Schritt für Schritt ab. Auch wenn nicht mehr alle körperlichen Schäden rückgängig gemacht werden, steigen Leistungsfähigkeit, Lebensqualität und Lebenserwartung nach einem Rauchstopp deutlich an. Je früher der Rauchstopp erfolgt, desto größer ist der Benefit.

2.7   Kernelemente des Rauchens

Wir haben Ihnen in diesem Kapitel die beiden Kernelemente des Rauchens vorgestellt: Abhängigkeit und Gewohnheit (◘ Abb. 2.11). Während die Abhängigkeit in überwiegender Form vom Nikotin im

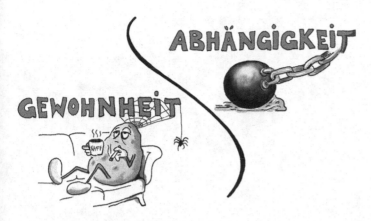

◘ **Abb. 2.11** Kernelemente des Rauchens

Tabakrauch ausgelöst wird, liegen der Gewohnheit Lernmechanismen zugrunde – sprich, als Raucher haben Sie sich das Rauchen antrainiert.

Wir werden Ihnen in ▶ Kap. 3 zeigen, welche Methoden Ihnen helfen, auf Ihrem Weg zum Nichtraucher sowohl die Abhängigkeit als auch die Gewöhnung hinter sich zu lassen.

Wie funktioniert das mit dem Aufhören, was hilft?

© Springer-Verlag GmbH Deutschland 2017
A. Rupp, M. Kreuter, *Rauchstopp*,
DOI 10.1007/978-3-662-54035-0_3

In diesem Kapitel werden wir Ihnen detailliert die Aufhörmethoden vorstellen, deren Wirksamkeit wissenschaftlich belegt ist. Sowohl unsere tägliche Arbeit mit Rauchern als auch dieser Ratgeber bauen auf diesen Methoden auf. Wir werden ebenfalls auf Methoden eingehen, für die keine oder nur unzureichende wissenschaftliche Daten vorliegen, d. h., von denen nicht bekannt ist, ob sie wirklich wirken, auch wenn dies manchmal wahrscheinlich ist oder vom Anbieter so erklärt wird.

3.1   Kernelemente des Aufhörens

Kernelemente des Aufhörens

Wie am Ende von ▶ Kap. 2 dargestellt, gibt es zwei Kernelemente des Rauchens: Gewohnheit und Abhängigkeit. Aus unserer praktischen Erfahrung und auch durch Daten unzähliger Studien belegt, gibt es auch für das Aufhören zwei zentrale Kernelemente, die Ihnen helfen werden, Gewohnheit und Abhängigkeit zu überwinden: **Verhaltensänderung** und **medikamentöse Unterstützung**. Wir möchten diese beiden Kernelemente des Aufhörens im Folgenden näher betrachten (◘ Abb. 3.1).

3.2   Gewohnheiten ändern

Erinnern Sie sich bitte zurück an die Hunde von Pawlow und die Ratten von Skinner (▶ Kap. 2). Pawlow zeigte, dass sich ein bestimmtes Verhalten (Speicheln des Hundes) an einen Reiz bzw. eine Situation (Ertönen einer Glocke) koppeln lässt. Der Morgenkaffee, die Pause mit den Kollegen, das Mittagessen, der Ärger mit dem Chef, das Feierabendritual etc. – all diese Situationen sind Ihre Reize, an die Sie die Zigarette über lange Zeit fest gekoppelt haben. Skinner zeigte, dass eine Verhaltensweise

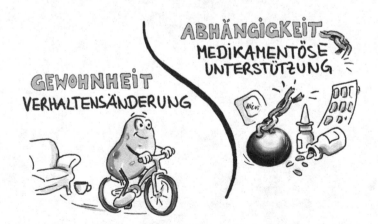

◘ **Abb. 3.1**   Kernelemente des Aufhörens: Gegen die langjährigen Gewohnheiten hilft ein gezieltes Training von Verhaltensalternativen, und bei Vorliegen einer Abhängigkeit und/oder dem Auftreten von Entzugssymptomen kommt eine medikamentöse Unterstützung zum Einsatz

(Taste drücken), die mit einem Belohnungseffekt (Futter) verbunden ist, gerne und häufig wiederholt wird. »Wenn ich rauche, fühle ich mich besser« ist Ihr Belohnungseffekt, der durch das Nikotin im Belohnungszentrum ausgelöst wird. Beide Mechanismen haben Sie genutzt, um sich das Rauchen als feste Verhaltensweise anzutrainieren. Wir werden Ihnen helfen, beim Aufhören genau die gleichen Lernmechanismen zu nutzen, nur eben um das Nichtrauchen zu lernen.

Sie erinnern sich noch an das merkwürdige Gefühl, als bei unserem »Armexperiment« (▶ Kap. 2) der nichtübliche Arm oben liegen sollte? Genauso ungewohnt wird es zu Beginn sein, die einzelnen Situationen nicht mehr, wie bisher, mit der Zigarette zu koppeln. Aber mit jeder »Trainingseinheit« wird es besser funktionieren und normaler werden. Das Verhaltenstraining ist das wichtigste Element beim Aufhören. Es liegt gleichzeitig voll und ganz in Ihrer eigenen Verantwortung. Nur Sie können den »Trainingsplan« festlegen und umsetzen.

▪ Geht nicht, gibt's nicht

Aus Sicht eines Rauchers ist es undenkbar, seine liebgewonnenen Gewohnheiten und Rituale zu ändern. Kaffee ohne Kippe »geht einfach gar nicht«, das Rauchen gehört wie ein Naturgesetz dazu. Aber genau das ist der große Trugschluss von Rauchern. »Geht nicht ohne« ist schlicht und ergreifend eine Ausrede für das ständige Aufschieben und das Nicht-Aufhören.

Jeder Mensch kann jederzeit in seinem Leben seine Verhaltensmuster ändern, wenn er es will. Wenn wir Raucher fragen, was Ihnen schlimmstenfalls passieren würde, wenn Sie nicht mehr rauchten, erhalten wir Antworten wie

- »Ich wäre nervös«,
- »Ich würde unruhig werden«,
- »Da bin ich reizbar und aggressiv« oder
- »Ich muss dann ständig an das Rauchen denken«.

Das Schlimmste, das Raucher beim Aufhören also zu befürchten haben, sind in der Anfangszeit Unruhe, Nervosität, Reizbarkeit oder Rauchverlangen. Betrachten wir im Gegenzug noch einmal die schlimmsten Dinge, die passieren können, wenn Sie nicht aufhören und noch 10, 15 oder 20 Jahre weiterrauchen:

- Herzinfarkt,
- Lungenkrebs,
- Schlaganfall,
- Raucherbein,
- Luftnot,
- vorzeitiges Sterben.

Die Gegenüberstellung der beiden Worst-Case-Szenarien müssen wir nicht weiter kommentieren, denn sie versteht sich von selbst (◻ Abb. 3.2).

Auf das Rauchen angesprochen, erzählen viele Raucher, es habe im Kopf noch nicht »Klick« gemacht. Auch der »Klick«, auf den man Jahr für

Verhalten lässt sich ändern; es passiert nichts Schlimmes, wenn man nicht raucht

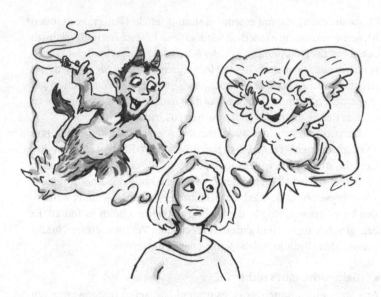

⬛ Abb. 3.2 Ambivalenz von Rauchern, das »Engel-links-Teufel-rechts-Spiel«. Raucher sind bezüglich des eigenen Rauchverhaltens im Zwiespalt. Einerseits rauchen sie gerne, es hat positive Effekte, beruhigt beispielsweise und ermöglicht Pausen, andererseits wissen Raucher sehr wohl um die schädigenden Effekte des Rauchens, leiden selbst unter dem Gestank oder dem schlechten Geschmack im Mund und machen sich Sorgen um ihre Gesundheit

Jahr wartet, während der Körper weiter Schaden nimmt, ist eine Ausrede und ein Symptom der »Aufschieberitis«. Mit dem Rauchen aufzuhören, ist eine bewusste Entscheidung, die nur Sie selbst treffen können, und ein Weg, den Sie aktiv einschlagen. Es macht schließlich auch nicht einfach nur »Klick«, und Sie sind plötzlich ein erfolgreicher Marathonläufer.

Gewohnheiten zu ändern, braucht wenig Aufwand und nur etwas Zeit. Mit dem gleichen Mechanismus, mit dem Pawlow seinen Hunden das mit der Glocke beigebracht hat, können Sie sich die antrainierten Reizkopplungen wieder entkoppeln (»dekonditionieren«): Sie müssen die Situationen, in denen Sie bisher geraucht haben, nur oft genug ohne Zigarette durchleben, und im Gehirn wird die Kopplung »Da gehört aber unbedingt eine Zigarette dazu« immer mehr verblassen, wie ein Bleistiftstrich, den Sie wegradieren.

Was machen z. B. Nichtraucher in all den Situationen, in denen Raucher unbedingt rauchen müssen? Können Sie sich erinnern, was Sie früher, vor Ihrer Rauchzeit, gemacht haben, wenn Ihnen langweilig war, wenn Sie sich aufgeregt haben oder wenn etwas besonders schön war? – Es gibt unendlich viele Alternativen zum Rauchen, mit denen Sie in den einzelnen Situationen genau den gleichen Effekt (oder noch bessere Effekte) erzielen, den bisher das Rauchen für Sie auslöste. Sie werden sich in ▶ Kap. 4 des Ratgebers Ihre individuellen Verhaltensalternativen zusammenstellen. Wir möchten Ihnen bereits an dieser Stelle 4 allgemeine Strategien vorstellen, die Sie anwenden können, wenn der Rauchimpuls auftritt.

Verhaltensänderung benötigt Zeit und Training

Es gibt ein Leben ohne Rauch!

- **Die »4A« gegen den Rauchimpuls – Trainieren Sie das Entkoppeln**

Mit den »4A« können Sie dem Rauchimpuls alternative Verhaltensweisen entgegenstellen, die Ihnen helfen, dem Impuls nicht unmittelbar nachzugehen, sondern etwas anderes zu tun, anstatt wie bisher zu rauchen:

– A1: Abwarten,
– A2: Atmen,
– A3: Ablenken,
– A4: Abhauen.

Strategie »4A«: Abwarten – Atmen – Ablenken – Abhauen

▪ ▪ Strategie A1: Abwarten

Wenn Sie den Impuls zu rauchen wahrnehmen, gehen Sie ihm doch einfach einmal nicht unmittelbar nach. Warten Sie ab und sagen sich »Jetzt nicht«. Denken Sie nochmals zurück an das Worst-Case-Szenario. Was wird schlimmstenfalls passieren, wenn Sie nicht rauchen? – Außer etwas Unruhe, Nervosität oder einer leichten Gereiztheit kann nichts Schlimmes passieren, wenn Sie nicht rauchen. Seien Sie doch einfach einmal ganz Politiker: Sitzen Sie den Rauchimpuls einfach aus.

Den Rauchimpuls aussitzen

▪ ▪ Strategie A2: Atmen

Es gibt verschiedene Atemübungen, die helfen, den Rauchimpuls – aber auch Ärger und Stress – »weg zu atmen«. Die Atemübung, die Sie sofort und ohne regelmäßiges Üben einsetzen können, geht zusammengefasst folgendermaßen:

Setzen Sie sich bitte bequem hin. Atmen Sie ganz leise und langsam durch die Nase ein, bis nichts mehr in Ihre Lungen passt. Halten Sie die Luft dann bitte für einige Sekunden an und atmen Sie dann wieder ganz langsam und leise durch die Nase vollständig aus, bis Sie das Gefühl haben, dass Ihre Lungen völlig entleert sind. Führen Sie dies 2- bis 3-mal hintereinander durch und achten Sie darauf, was mit den Schultern beim Ausatmen passiert – spüren Sie, wie die Schultern sich senken und der Nacken sich entspannt?

Wir haben die Anleitung zu dieser Übung für Sie ausführlicher als Audiodatei unter *http://extras.springer.com/2017/978-3-662-5404-3* bereitgestellt.

Diese Übung können Sie – ganz leise – sogar bei der Arbeit durchführen, ohne dass Sie damit auffallen. Wenn Sie einmal richtig »Dampf ablassen« müssen, können Sie die Übung auch kräftig und geräuschvoll durchführen. Atmen Sie dann bitte durch zusammengepresste Lippen aus.

Sollten Sie zur Entspannung mehr als nur atmen wollen, bietet sich für Sie unsere Entspannungsübung an, die Sie ebenfalls als Audiodatei unter *http://extras.springer.com/2017/978-3-662-5404-3* finden können. Hören Sie doch einfach einmal rein.

Den Impuls »weg atmen«

▪ ▪ Strategie A3: Ablenken

Ähnlich wie der Arbeitsspeicher eines Computers ist auch der Arbeitsbereich unseres Gehirns, den wir bewusst wahrnehmen, in seiner Kapazität begrenzt. Wir können die aktiven Inhalte aber selbst steuern und somit auch den Rauchimpuls durch Ablenken bzw. bewusste Konzentration auf etwas anderes beiseiteschieben. Sie werden sich in ► Kap. 4 des Ratgebers Ihre eigene »Anstatt-zu-rauchen-werde-ich-Liste« erarbeiten, um für die einzelnen Rauchsituationen genügend Alternativen zu haben.

60-Sekunden-Ablenkung gegen den Rauchimpuls

Als Merkregel dauert es ca. 60 Sekunden, bis der Impuls (nahezu unbemerkt) abgeklungen ist. Er wird – v. a. in der Anfangsphase des Rauchstopps in regelmäßigen Abständen immer wiederkommen – lässt sich aber durch die nächste Ablenkung auch wieder ausschalten – 10-, 15-, 20- oder 30-mal am Tag. Im Lauf der Zeit werden die Abstände zwischen den Rauchimpulsen relativ rasch länger, und die Intensität nimmt ab.

▪ ▪ Strategie A4: Abhauen

Wenn Sie in einer Situation sind, in der Sie Gefahr laufen, wieder zur Zigarette zu greifen (Raucherecke mit Kollegen, Party mit Rauchern o. ä.) empfiehlt es sich, den »roten Gefahrenbereich« zu verlassen: Wechseln Sie den Raum, gehen Sie um den Block oder im Zweifelsfall auch früher von der Party nach Hause.

Risikosituationen meiden oder verlassen

Unter »Abhauen« wird aber auch das Erkennen und vorbeugende Meiden von Risikosituationen verstanden. Wer sich beispielsweise – wie einer der von uns behandelten Raucher es tatsächlich gemacht hat – am 4. rauchfreien Tag mit einer rauchenden Bekannten trifft, in eine Raucherkneipe geht und dort 5 Bier trinkt, sollte über den Rückfall an diesem Abend nicht sonderlich überrascht sein.

▪ ▪ Trainingsbeginn in kleinen Schritten ab heute

Rauchfreie Zonen schaffen – machen Sie sich das Rauchen ab sofort etwas unbequemer

Sie können Ihr Entkopplungstraining übrigens bereits heute beginnen, indem Sie ab sofort eine oder zwei Rauchsituationen ohne Zigarette durchstehen. Überlegen Sie sich, welche Zigaretten am ehesten verzichtbar sind und lassen Sie diese ab sofort weg. Ein weiterer Schritt besteht darin, bereits zum jetzigen Zeitpunkt die Wohnung und das Auto zur rauchfreien Zone zu erklären. Sie werden nach Ihrem erfolgreichen Rauchstopp sowieso nicht mehr rauchen, also können Sie mit dem Nichtrauchen doch ab sofort bereits im Auto und in der Wohnung beginnen. Gehen Sie hinaus auf den Balkon oder besser noch, gehen Sie die drei Stockwerke hinunter vor das Haus. Halten Sie beim Autofahren an, um zu rauchen, legen Sie zur Sicherheit vor dem Losfahren die Zigaretten in den Kofferraum. Lassen Sie die Zigaretten beim Nach-Hause-Kommen im Auto liegen oder deponieren Sie sie im Briefkasten … Sie finden, das macht das Rauchen unbequem? – Gut so!

▪ Belohnen für das Nichtrauchen

Wenn Sie sich für das Nichtrauchen mit kleinen Dingen belohnen, wird Ihr Gehirn das neue Verhalten gerne wiederholen und umso schneller lernen. Auch in Bezug auf das Belohnen werden Sie sich Ihre persönliche »Sei-gut-zu-Dir-Liste« in ► Kap. 4 erstellen.

Die größte Belohnung ist der Wiedergewinn der Freiheit

Allein die Tatsache, nicht mehr rauchen zu müssen, Ihre Freiheit wieder zurückzugewinnen, ist die größte Belohnung für Sie. Viele

Raucher äußern die Angst, beim Aufhören etwas zu verlieren. Denken Sie daran: Sie verlieren nichts, sie lassen nur etwas weg, was Sie abhängig und krank macht. Sie hören auf, sich, Ihren Körper und Ihr Leben der Zigarette zu opfern.

Im Gegenzug gewinnen Sie nachweislich: Puls und Blutdruck werden niedriger, sie bekommen besser Luft, werden leistungsfähiger, die Haut sieht besser aus, sie haben mehr Zeit, mehr Geld, gewinnen Lebensjahre und Lebensqualität und werden nicht mehr von der Zigarette und der Tabakindustrie diktiert. Sie starten quasi Ihr eigenes Wellnessprogramm.

Ein bewusstes Wohlfühlprogramm und der Einsatz von Belohnungen helfen Ihnen auch beim Auftreten von schlechter Stimmung, Unruhe oder anderen Entzugssymptomen. Achten Sie auf sich und seien Sie gut zu Ihrem Körper und Ihrer Seele: bereits Kleinigkeiten helfen gegen Katerstimmung. Sollte das Wohlfühlprogramm alleine nicht ausreichen, sollte der nächste Abschnitt Ihre besondere Aufmerksamkeit erhalten.

Wohlfühlprogramm hilft gegen Katerstimmung

Zusammenfassung: Verhaltensänderung

- Sie können jederzeit Ihr gewohntes Verhaltensmuster ändern und müssen nicht mehr in den bisherigen Situationen rauchen. Sie benötigen nur die richtige Anzahl an Wiederholungen und etwas Durchhaltevermögen, um das neue Verhalten sattelfest zu bekommen. Die »4A-Strategien« (Abwarten, Atmen, Ablenken, Abhauen) können Ihnen dabei helfen.
- Zudem lernen Sie das Nicht-mehr-Rauchen leichter und schneller, wenn Sie sich dafür auch belohnen.
- Starten Sie bereits jetzt und schaffen sich rauchfreie Zonen, z. B. in Form einer rauchfreien Wohnung oder eines rauchfreien Autos.
- Beginnen Sie Ihr Rauchfrei-Training bereits in einer oder zwei Situationen am Tag, und Sie werden sehen: es passiert nichts Schlimmes, wenn Sie diese Zigaretten nicht rauchen.

3.3 Abhängigkeit, Entzug und medikamentöse Unterstützung

Neben dem Verhaltenstraining ist eine medikamentöse Unterstützung das zweite wichtige Element beim Aufhören – natürlich nur, sofern eine Abhängigkeit vorliegt oder es zu stärkeren Entzugssymptomen beim Aufhören kommt. Medikamente sind kein Muss, und nicht jeder benötigt eine derartige Unterstützung beim Aufhören. Für viele Raucher sind sie jedoch eine wichtige Hilfe, und teilweise wird durch den Einsatz von medikamentöser Unterstützung überhaupt erst ein Einstieg in den Rauch-Ausstieg ermöglicht.

Medikamente sind kein Muss, helfen aber bei Abhängigkeit und Entzugssymptomen

Die nachfolgenden Ausführungen zur medikamentösen Unterstützung basieren auf unseren Erfahrungen, auf Studienergebnissen und medizinischen Empfehlungen. Sie können aber eine individuelle Beratung durch einen Arzt oder Apotheker in keinem Fall ersetzen. Bitte

Lassen Sie sich vor der Einnahme von Medikamenten von einem Arzt oder Apotheker beraten!

lassen Sie sich vor dem Kauf oder der Einnahme von Medikamenten noch einmal gezielt beraten.

- **Ich bin nicht abhängig! – Oder doch?**

Wir haben in ▸ Kap. 2 das Thema Abhängigkeit bereits kurz beleuchtet. Haben Sie mindestens 3 der Fragen in ◘ Abb. 2.7 mit »Ja« beantwortet, dann ist das Thema »medikamentöse Unterstützung« für Sie von großer Wichtigkeit. Damit Sie sich in puncto Abhängigkeit genauer einschätzen und überlegen können, welche Unterstützung Ihnen helfen kann, bitten wir Sie, folgende Fragen zu beantworten und Ihre Punkte anschließend zusammenzuzählen:

- - **Fagerström-Test für Zigarettenabhängigkeit (FTCD)**

Fagerström-Test für Zigarettenabhängigkeit

Testen Sie Ihre Abhängigkeit durch das Ausfüllen des Fragebogens (◘ Abb. 3.3). Zählen Sie bitte am Ende Ihre Punkte zusammen.

- - **Auswertung**

0–3 Punkte: Leichte Abhängigkeit   Beträgt Ihre Gesamtpunktzahl zwischen 0 und 3 Punkte, liegt eine leichte Abhängigkeit vor. Sie werden aller Voraussicht nach keine Medikamente benötigen.

4–6 Punkte: Mittelschwere Abhängigkeit   Kommen Sie auf 4–6 Punkte, ist von einer mittelschweren Abhängigkeit auszugehen und Medikamente kommen durchaus für Sie in Betracht, sie sind aber noch kein Muss.

7–10 Punkte: Schwere Abhängigkeit   Bei einer Punktzahl zwischen 7 und 10 liegt eine schwere Abhängigkeit vor. Hier empfehlen wir in aller Regel eine medikamentöse Unterstützung, um Ihnen den Ausstieg zu ermöglichen.

- **Entzugssymptome**

Entzugssymptome sind kein Muss

Entzugssymptome (▸ Abschn. 2.5, Box: Entzugssymptome) können beim Aufhören auftreten, sind jedoch bei Weitem kein Muss. Sogar Starkraucher, die mehr als 25, teilweise 40–60 Zigaretten pro Tag rauchten, haben mit dem Rauchen erfolgreich spontan aufgehört, ohne dass Ihnen etwaige Entzugssymptome einen Strich durch die Rechnung gemacht hätten. Auf der anderen Seite berichten viele Raucher vom Scheitern von Aufhörversuchen in der Vergangenheit aufgrund solcher Symptome.

- - **Was gegen Entzugssymptome hilft**

Wohlfühlprogramm gegen Katerstimmung – Bewegung ist einer der großen Erfolgsfaktoren

Sollte es bei Ihnen zu Entzugssymptomen kommen, seien Sie besonders gut zu Ihrem Körper: gönnen Sie sich ausreichend Schlaf, essen Sie gesunde Dinge und trinken Sie ausreichend alkoholfreie Getränke, machen Sie Atem- und Entspannungsübungen, legen Sie kleinere Pausen ein, tanken Sie frische Luft und Sonne, gönnen Sie sich gerne auch zwischendurch einen kurzen Schlaf, nehmen Sie eine heiße

1.	**Wann rauchen Sie Ihre erste Zigarette nach dem Aufwachen?**		
	Innerhalb von 5 min	○	3 Punkte
	Nach 6–30 min	○	2 Punkte
	Nach 31–60 min	○	1 Punkt
	Später als 60 min	○	0 Punkte
2.	**Finden Sie es manchmal schwierig, auf das Rauchen an Orten zu verzichten, wo es verboten ist (z.B. in der Kirche, im Kino, in der Bücherei etc.)?**		
	Ja	○	1 Punkt
	Nein	○	0 Punkte
3.	**Auf welche Zigarette würden Sie am wenigsten verzichten wollen?**		
	Die erste Zigarette am Morgen	○	1 Punkt
	Jede andere Zigarette	○	0 Punkte
4.	**Wie viele Zigaretten rauchen Sie pro Tag?**		
	≤ 10	○	0 Punkte
	11–20	○	1 Punkt
	21–30	○	2 Punkte
	≥ 31	○	3 Punkte
5.	**Rauchen Sie in den ersten Stunden nach dem Aufstehen mehr als während des restlichen Tages?**		
	Ja	○	1 Punkt
	Nein	○	0 Punkte
6.	**Rauchen Sie auch, wenn Sie krank sind und den Tag im Bett verbringen müssen?**		
	Ja	○	1 Punkt
	Nein	○	0 Punkte
	Summe:	_____	**Punkte**

◻ Abb. 3.3 Fagerström-Test für Zigarettenabhängigkeit

Dusche oder legen sich in die Badewanne, reden Sie mit Ihnen nahestehenden Personen über den Rauchstopp, tauschen Sie sich mit Gleichgesinnten (beispielsweise in Internetforen oder Chats) aus. Vor allem aber: bewegen Sie sich, gehen Sie spazieren, machen Sie (wieder einmal) Sport. Bewegung ist einer der großen Erfolgsfaktoren beim Rauchstopp.

Medikamente allein machen keinen Nichtraucher aus Ihnen

Sind Entzugssymptome trotz dieses Wohlfühlprogramms weiter vorhanden und drohen diese, Ihren Aufhörversuch zu gefährden, sollten Sie über eine medikamentöse Unterstützung in den ersten Wochen nachdenken. Medikamente sind – um in unserem Bild vom Bergwandern zu bleiben – wie ein Wanderstock. Sie helfen Ihnen v. a. in der Anfangszeit durch unbekanntes und schwieriges Gelände, sie werden Sie aber nicht auf den Berggipfel hochzaubern können. Sie müssen also auf dem Weg zum Ziel weiterhin Schritt für Schritt einen Fuß vor den anderen setzen und Ihre Verhaltensmuster im Alltag umtrainieren. Medikamente verringern dabei das Rauchverlangen (Craving), sodass Sie den Kopf frei haben und sich ganz auf das Lernen Ihrer neuen Verhaltensstrategien konzentrieren können.

■ **Medikamente zur Entzugsbehandlung**

Zugelassene Medikamente zur Entzugsbehandlung

Drei Medikamente sind derzeit in Deutschland zur Tabakentwöhnung zugelassen: Nikotinersatzpräparate, Vareniclin und Bupropion. Die Kosten für alle drei dürfen jedoch von den Krankenkassen nicht übernommen werden, da der Gesetzgeber diese – wie Abnehmhilfen, Haarwuchs- und Potenzmittel – als reine Lifestyle-Medikamente einstuft, obwohl sie eine suchtmedizinische – und zudem wissenschaftlich bewiesene – erfolgreiche Entwöhnungstherapie darstellen.

Die nachfolgende Zusammenfassung soll Ihnen die Wirkweise und die Anwendung der Medikamente im Groben erläutern, ersetzt jedoch in keinem Fall eine Beratung durch einen Arzt oder Apotheker und das Lesen der jeweiligen Fachinformation (Packungsbeilage).

Medikamente ausreichend lange, mindestens 6, besser 10–12 Wochen – einnehmen!

Für alle Medikamente gilt, dass eine Mindesttherapiedauer von 6, besser 10 oder 12 Wochen empfohlen wird, um die Rückfallquote in den ersten Wochen nach dem Rauchstopp erfolgreich abzufangen. Ihre neuen Verhaltensstrategien als Nichtraucher benötigen im Übrigen auch 8–12 Wochen, um sattelfest zu werden. Wenn Sie also eine medikamentöse Unterstützung wählen, dann nehmen Sie diese bitte ausreichend lange ein!

> **Zugelassene Entwöhnungsmedikamente in Deutschland**
> ▬ Nikotinersatzpräparate:
>   – Kaugummi
>   – Lutschtabletten
>   – Mundspray
>   – Inhaler
>   – Pflaster
>   – Nasenspray (nur über internationale Apotheken zu beziehen)
> ▬ Vareniclin (partieller Nikotinrezeptoragonist)
> ▬ Bupropion (Antidepressivum)

▪▪ Nikotinersatz

Wir gehen beim Nikotinersatz auf die vier Präparate ein, die erfahrungsgemäß am häufigsten angewandt werden: Pflaster, Kaugummi, Lutschtabletten und Mundspray (◘ Tab. 3.1, ◘ Tab. 3.2, ◘ Tab. 3.3). Nikotinersatzprodukte sind in der Apotheke frei verkäuflich, also ohne Rezept
erhältlich.

Nikotinersatz

Monotherapie und Kombinationstherapie von Nikotinpräparaten

Sie können Ihren Rauchstopp mit einem der hier vorgestellten Präparate im Sinne einer Einzeltherapie unterstützen. Bitte achten Sie
in diesem Fall insbesondere darauf, das Nikotin regelmäßig und in
ausreichender Dosierung zuzuführen, damit kein Rauchverlangen
(Craving) entsteht. Bei starker Abhängigkeit ist jedoch eine Kombinationstherapie (Pflaster + orales Nikotin) ratsam. Das ist ähnlich
wie bei der Schmerztherapie nach einer Operation: man bekommt

Kombinationstherapie bei starker
Abhängigkeit

◘ Tab. 3.1 Nikotinpflaster	
Wirkweise	Nikotinpflaster geben über die Haut pro Stunde eine bestimmte Menge Nikotin an den Körper ab.
Anwendung	Sie werden täglich gewechselt und sollten an unterschiedlichen Körperstellen an-gewandt werden, damit sich die Haut erholen kann. In der Regel werden Pflaster mit einer Wirkstoffabgabe über 16 Stunden verwendet, da nur wenige Raucher auch nachts starken Nikotinbedarf haben und zum Rauchen aufstehen müssen; zudem kann Nikotin über die Nacht die Schlafqualität negativ beeinträchtigen. Nikotinpflaster sollten nicht an behaarten Körperstellen oder nur nach vorheriger Rasur auf verletzungsfreier Haut angewandt werden.
Dosierung	Bei einem bisherigen Zigarettenkonsum von 20 oder mehr Zigaretten pro Tag wird mit dem Pflaster der stärksten Wirkstärke begonnen. Nach 4–8 Wochen wird auf die mittlere und nach weiteren 2–4 Wochen auf die niedrigste Wirkstärke reduziert. Nach weiteren 2–4 Wochen wird die Pflastertherapie beendet.
	Bei einem bisherigen Zigarettenkonsum von 10 bis maximal 20 Zigaretten pro Tag wird mit der mittleren Wirkstärke für 4–8 Wochen begonnen und dann für weitere 2–4 Wochen auf die niedrigste Wirkstärke reduziert. Danach wird die Pflasterthera-pie beendet.
Mögliche Nebenwirkungen	Hautreizungen an der Klebestelle.
	Bei zu hohem Nikotinspiegel können Schwindel, Kopfschmerzen, Blutdruckanstieg, Herzrasen, Übelkeit, Durchfälle und evtl. auch Atembeschwerden auftreten.
	Allergische Reaktionen sind, wie immer bei Medikamenten, möglich.
Wechselwirkungen	Es sind keine relevanten Wechselwirkungen beschrieben.
Warnhinweis	Während des inhalativen Rauchens werden Medikamente über bestimmte Leber-enzyme (CYP1A2) beschleunigt abgebaut. Nach dem Rauchstopp können sich durch eine Verlangsamung des Abbaus die Medikamentenspiegel im Körper er-höhen (v. a. Theophyllin, Tacrin, Clozapin, Imipramin, Haloperidol, Pentazocin, Pro-pranolol, Flecainid, Ropinirol, Estradiol). Daher müssen nach dem Rauchstopp die Dosierungen vom verantwortlichen Arzt ggf. angepasst werden.
Vergiftung	Bei oraler Aufnahme liegt die letale Dosis bei Kindern bei 40–60 mg, bei Erwachsenen bei 0,8–1,0 mg/kg Körpergewicht.

3

◘ **Tab. 3.2** Nikotinlutschtabletten (2 mg oder 4 mg) oder Kaugummi (2 mg oder 4 mg)

Wirkweise	Aufnahme des Nikotins über die Mund- bzw. Wangenschleimhaut.
Anwendung	Das Nikotin wird durch langsames Kauen bzw. Lutschen freigesetzt. Dabei entsteht ein scharfer Geschmack im Mund. Zu diesem Zeitpunkt sollte die Lutschtablette bzw. der Kaugummi in die Backentasche gelegt werden. Nach Abklingen des scharfen Geschmacks weiter kauen bzw. lutschen und beim nächsten Mal in die andere Backentasche legen. Anwendungsdauer pro Kaugummi bzw. Lutschtablette: 20–30 Minuten.
Dosierung	Die 2-mg-Einheit ist im Regelfall ausreichend: maximal 16 × pro Tag.
	Die 4-mg-Einheit wird bei starken Rauchern oder bei ungenügender Wirkung der 2-mg-Einheiten eingesetzt: maximal 16 × pro Tag.
	Kombination der 2-mg-Einheiten (maximal 16 Kaugummis pro Tag, maximal 15 Lutschtabletten pro Tag) mit Pflaster bis zu einer täglichen Maximaldosis von insgesamt 64 mg Nikotin (Pflaster + orales Nikotin) möglich.
	Es sind unterschiedliche Geschmacksrichtungen verfügbar.
Mögliche Nebenwirkungen	Lokale Reizung der Mund- und Rachenschleimhaut.
	Nasenbeschwerden (laufende Nase, Niesen).
	Sodbrennen, Übelkeit, Magenbeschwerden.
	Bei zu hohem Nikotinspiegel können Schwindel, Kopfschmerzen, Blutdruckanstieg, Herzrasen, Übelkeit, Durchfälle und evtl. auch Atembeschwerden auftreten.
	Allergische Reaktionen sind, wie immer bei Medikamenten, möglich.
Wechselwirkungen	Es sind keine relevanten Wechselwirkungen beschrieben.
Warnhinweis	Während des inhalativen Rauchens werden Medikamente über bestimmte Leberenzyme (CYP1A2) beschleunigt abgebaut. Nach dem Rauchstopp können sich durch eine Verlangsamung des Abbaus die Medikamentenspiegel im Körper erhöhen (v. a. Theophyllin, Tacrin, Clozapin, Imipramin, Haloperidol, Pentazocin, Propranolol, Flecainid, Ropinirol, Estradiol). Daher müssen nach dem Rauchstopp die Dosierungen vom verantwortlichen Arzt ggf. angepasst werden.
Vergiftung	Bei oraler Aufnahme liegt die letale Dosis bei Kindern bei 40–60 mg, bei Erwachsenen bei 0,8–1,0 mg/kg Körpergewicht.

◘ **Tab. 3.3** Nikotinmundspray (1 mg pro Sprühstoß)

Wirkweise	Aufnahme des Nikotins über die Wangenschleimhaut.
Anwendung	Bei der Anwendung des Mundsprays sollten zwei Punkte beachtet werden: – Luft anhalten beim Sprühen und – auf die Wangenschleimhaut und nicht auf den Gaumen (das Zäpfchen) sprühen.
Dosierung	1 bis maximal 2 Sprühstöße pro Anwendung und maximal 4 Sprühstöße pro Stunde.
	Tagesmaximum 64 Sprühstöße.
	Bei Kombination mit Nikotinpflastern maximal 15 Sprühstöße pro Tag.

Tab. 3.3 Fortsetzung

Mögliche Nebenwirkungen	Lokale Reizung der Mund- und Rachenschleimhaut.
	Schluckauf, Sodbrennen, Übelkeit, Magenbeschwerden.
	Husten, Luftnot.
	Bei zu hohem Nikotinspiegel können Schwindel, Kopfschmerzen, Blutdruckanstieg, Herzrasen, Übelkeit, Durchfälle und evtl. auch Atembeschwerden auftreten.
	Allergische Reaktionen sind, wie immer bei Medikamenten, möglich.
	Aufgrund des raschen Anflutens des Nikotins ist eine Abhängigkeit vom Mundspray möglich.
Wechselwirkungen	Es sind keine relevanten Wechselwirkungen beschrieben.
Warnhinweis	Während des inhalativen Rauchens werden Medikamente über bestimmte Leberenzyme (CYP1A2) beschleunigt abgebaut. Nach dem Rauchstopp können sich durch eine Verlangsamung des Abbaus die Medikamentenspiegel im Körper erhöhen (v. a. Theophyllin, Tacrin, Clozapin, Imipramin, Haloperidol, Pentazocin, Propranolol, Flecainid, Ropinirol, Estradiol). Daher müssen die Dosierungen der Medikamente vom verantwortlichen Arzt nach dem Rauchstopp ggf. angepasst werden.
Vergiftung	Bei oraler Aufnahme liegt die letale Dosis bei Kindern bei 40–60 mg, bei Erwachsenen bei 0,8–1,0 mg/kg Körpergewicht.

dabei z. B. ein Schmerzpflaster und für besonders starke Schmerzen noch zusätzlich ein schnell wirksames Schmerzmittel. Wenn Sie also beim Aufhören merken, dass eine Einzeltherapie mit Pflaster oder mit über den Mund zugeführtem (oralem) Nikotin nicht ausreicht oder wenn die bisher gerauchte Zigarettenmenge über 25 Zigaretten pro Tag lag, kombinieren Sie Pflaster (höchste Wirkstärke) mit einer oder im Wechsel auch mehreren oralen Nikotinformen (Kaugummi, Lutschtablette, Mundspray) unter Beachtung der empfohlenen Tageshöchstdosis von 64 mg Nikotin. Das Pflaster übernimmt dabei die Basisversorgung, das über die Wangenschleimhaut zugeführte Nikotin wird als Bedarfsmedikament bei stärker werdendem Craving eingesetzt. Bitte denken Sie die in ◘ Tab. 3.1 beschriebene Reduktion der Wirkstärke im Verlauf.

■ ■ **Vareniclin (partieller Nikotinrezeptoragonist)**
Vareniclin ist eine verschreibungspflichtige Tablette, die ausschließlich zur Tabakentwöhnung entwickelt und zugelassen wurde. Sie wirkt an demselben Rezeptor, an dem auch das Nikotin seine Wirkung entfaltet.

Vareniclin wird in der 1. Woche aufdosiert (► Box: Aufdosierung von Vareniclin). Während dieser Tage kann noch geraucht werden. Die Maximaldosis wird an Tag 8 erreicht, hierhin sollte dann idealerweise der Rauchstopp gelegt werden (Herstellerempfehlung zum Rauchstopp: zwischen Tag 8 und Tag 14) (◘ Tab. 3.4).

Vareniclin

◻ Tab. 3.4 Vareniclin

Wirkweise	Nikotinartige Wirkung am Nikotinrezeptor. Gleichzeitige Blockade des Rezeptors, sodass Nikotin dort nicht mehr andocken kann.
Anwendung	Tabletten nach der Aufdosierung regelmäßig 2 × täglich jeweils zur Mahlzeit einnehmen.
	In der 1. Woche erfolgt eine Aufdosierung. In dieser Phase ist Rauchen (meist bereits in reduzierter Menge) noch möglich.
	Ab Tag 8 wird die Maximaldosis von 2 × 1,0 mg pro Tag eingenommen. Idealerweise ist Tag 8 der erste rauchfreie Tag (Herstellerempfehlung: der Rauchstopp sollte in der 2. Woche erfolgen).
Dosierung	In der 1. Woche Aufdosierung: Tag 1–Tag 3 0,5 mg morgens, Tag 4–Tag 7 0,5 mg morgens und abends, ab Tag 8 je 1,0 mg morgens und abends. (in der Starterpackung entsprechend abgepackt)
	Länge der Anwendung laut Fachinformation: insgesamt 12 Wochen. Viele Raucher reduzieren jedoch bereits nach ca. 6 Wochen auf 1 × 1,0 mg pro Tag mit gutem Ergebnis. Ein Ausschleichen ist prinzipiell nicht notwendig.
Mögliche Nebenwirkungen	Flaues Magengefühl bis zu leichter Übelkeit.
	Schwindelgefühl, Kopfschmerzen.
	Stimmungsschwankungen (positiv wie negativ).
	Berichtet werden auch lebhafte Träume ohne negative Trauminhalte.
Wechselwirkungen	Keine relevanten Wechselwirkungen beschrieben.

Aufdosierung von Vareniclin

Tag	Morgens	Abends
1	0,5 mg	–
2	0,5 mg	–
3	0,5 mg	–
4	0,5 mg	0,5 mg
5	0,5 mg	0,5 mg
6	0,5 mg	0,5 mg
7	0,5 mg	0,5 mg
Ab Tag 8	1,0 mg	1,0 mg

Kombination aus Vareniclin und oralem Nikotin bei starker Abhängigkeit

Kombinationstherapie   Bei Vorliegen einer sehr starken Tabakabhängigkeit kann nach vorheriger ärztlicher Beratung auch in der Anfangsphase eine Kombination von Vareniclin mit oralem Nikotin (z. B. Mundspray 1 mg, Kaugummi 2 mg oder Lutschtabletten 2 mg) erwogen werden, um Craving-Attacken in den ersten Tagen/Wochen zu unterdrücken.

▪ ▪ Bupropion (Antidepressivum)

Bupropion

Bei der Anwendung von Bupropion ist eine große Anzahl von Kontraindikationen, möglichen Wechselwirkungen und Nebenwirkungen zu beachten. Aus diesem Grund verzichten wir auf eine detaillierte

Darstellung des Medikaments und verweisen Sie bei Interesse auf einen in der Anwendung von Bupropion erfahrenen Arzt. Bupropion ist verschreibungspflichtig.

▪ ▪ Cytisin – Vorstufe von Vareniclin

Cytisin ist wie Vareniclin ein partieller Nikotinrezeptoragonist und wird aus einer Pflanze, dem Goldregen, gewonnen, der bereits im Zweiten Weltkrieg von Soldaten als »Zigarettenalternative« verwendet wurde. Vermarktet wurde es erstmals 1964 in Bulgarien, und es wurde zur Tabakentwöhnung v. a. in den früheren sozialistischen Staaten des ehemaligen »Ostblocks« eingesetzt. Studien zur optimalen Dosierung (Dosisfindungsstudien) und andere pharmakologische Studien, wie sie für eine Medikamentenzulassung beispielsweise in Deutschland und der EU zwingend vorgeschrieben sind, wurden für Cytisin bisher nicht ausreichend durchgeführt. Bisherige Untersuchungen deuten aber auf eine Wirksamkeit hin. Da die Daten bisher als unzureichend angesehen werden, ist das Medikament in der EU und in Deutschland nicht zugelassen, weshalb ebenfalls auf eine genauere Darstellung verzichtet wird.

Cytisin

▪ ▪ Dampfen, um aufzuhören – die Rolle der E-Zigarette in der Tabakentwöhnung

Obwohl die E-Zigarette kein Medikament im Sinne des Arzneimittelgesetzes ist, möchten wir sie an dieser Stelle anführen, da wir von Rauchern immer wieder danach gefragt werden.

Bei der E-Zigarette wird eine nikotinhaltige Flüssigkeit (»Liquid«) über eine Akku-betriebene Heizspirale verdampft, es entsteht also ein Tröpfchennebel und keine Verbrennungsprodukte wie bei der Tabakzigarette. Liquids ohne Nikotin werden als E-Shisha verkauft, dürfen jedoch per Gesetz seit 2016 nicht mehr an Jugendliche unter 18 Jahren abgegeben werden.

Die Geräte der E-Zigarette selbst und die Liquids unterliegen nicht, wie beispielsweise Medizinprodukte oder Arzneimittel, strengen Qualitätskriterien und dürfen auch im Einzel- und im Internethandel verkauft werden. Das Dampfen von E-Zigaretten gilt mittlerweile als weniger schädlich als das Rauchen von Tabakzigaretten, aber es werden in den Liquids und im Dampf von E-Zigaretten auch krebserzeugende Substanzen gefunden. Daher darf »weniger schädlich« auf keinen Fall mit »unschädlich« gleichgesetzt werden. Außerdem wissen wir zu wenig über die Wirkung der Bestandteile der Liquids wie Propylenglykol, Glyzerin und Aromastoffe auf die Lungen, wenn diese langfristig inhaliert werden.

Weniger schädlich, aber nicht unschädlich – E-Zigaretten unterliegen nicht strengen Qualitätskriterien wie Medizinprodukte oder Arzneimittel

Ob E-Zigaretten erfolgreich zur Tabakentwöhnung eingesetzt werden können, wird derzeit in Studien untersucht. Belastbare Daten dazu liegen aber noch nicht vor. Bei den meisten Nutzern der E-Zigarette wird ein Doppelgebrauch beobachtet: E-Zigaretten in der Öffentlichkeit, z. B. auch in Rauchverbotszonen (»Ich dampfe nur, ich rauche nicht! «), und fortgesetzter Tabakzigarettenkonsum im privaten Umfeld.

Häufiger Doppelgebrauch: E-Zigarette und Tabak

Derzeit keine ärztliche
Empfehlung zur Nutzung der
E-Zigarette beim Rauchstopp

Es gibt also derzeit keine ärztliche Empfehlung, E-Zigaretten beim Rauchstopp zu nutzen. Ein Umstieg von der Tabak- auf die E-Zigarette als Zwischenschritt zum Rauchstopp bei Rauchern, die sich keinen anderen Weg vorstellen können, wäre zumindest als Risikoreduktion einzustufen.

Zusammenfassung: Abhängigkeit, Entzug und medikamentöse Unterstützung

- Bei vielen Rauchern liegt eine mittelschwere bis schwere Abhängigkeit vor. Entzugssymptome sind zwar kein Muss beim Aufhören, können jedoch einen Rauchstoppversuch empfindlich stören und zu dessen Scheitern beitragen.
- Bei Vorliegen einer Abhängigkeit kann eine medikamentöse Unterstützung in den ersten Wochen helfen. Zugelassene Medikamente sind: Nikotinersatzprodukte, Vareniclin und Bupropion. Vor der Einnahme sollte eine individuelle Beratung durch einen Arzt oder Apotheker erfolgen. Die Einnahme sollte in ausreichender Dosierung und lange genug (mindestens 6, besser 10–12 Wochen) erfolgen.
- Obwohl die E-Zigarette als weniger schädlich als Tabakzigaretten eingestuft wird, ist sie nicht als unschädlich zu bezeichnen. Belastbare Daten zu gesundheitlichen Folgen bei Langzeitanwendung und zur Effektivität im Rahmen der Tabakentwöhnung liegen noch nicht vor. Derzeit wird sie ärztlicherseits nicht zur Entwöhnung empfohlen.

3.4   Andere Methoden

Jede Methode und auch jeder Anbieter von Maßnahmen zur Tabakentwöhnung kann Erfolge vorweisen. Aus wissenschaftlicher Sicht müssen sich Erfolge jedoch beweisen lassen, am besten gegenüber Kontrollgruppen oder sog. Scheinbehandlungen (Plazebo). Für die meisten der nachfolgend aufgeführten Methoden fehlen jedoch solche Beweise. Deshalb sollte wohl überlegt werden, ob Geld für Methoden ausgegeben wird, deren Erfolgsquoten nicht untersucht oder nicht gut belegt sind.

Dennoch entscheidet jeder für sich selbst, ob ihn eine Methode anspricht und er von den Erfolgsaussichten überzeugt ist und diese ausprobieren möchte. Allein ein fester Glaube an die Wirksamkeit erhöht diese bekanntermaßen bereits. Man könnte fast so weit gehen zu sagen »Es ist egal, welche Methode Ihnen geholfen hat, wenn am Ende Ihre absolute und langfristige Rauchfreiheit steht.«

Hypnose in Verbindung mit
Verhaltenstraining kann
wirksam sein

Hypnose   Es gibt keine ausreichenden Studiendaten, um die Effektivität von Hypnose gegenüber anderen Beratungs- oder psychologischen Methoden zu zeigen. Neuere Daten liefern Hinweise, dass Hypnotherapie in Verbindung mit klassischen Entwöhnungskursen gut wirksam ist, aber die Prüfung an größeren Teilnehmergruppen steht noch aus.

Akupunktur, Akupressur, Lasertherapie Studiendaten zeigen einen möglichen Kurzzeiteffekt, aber ein wissenschaftlicher Beweis für eine langfristige Abstinenz mit diesen Methoden liegt nicht vor. Für viele Raucher scheinen diese drei Methoden dennoch attraktiv zu sein, zumal sie in der Anwendung risikolos sind.

Akupunktur ist kurzzeitig wirksam

Elektrostimulation Bei der Elektrostimulation werden Stromreize am Ohrläppchen oder am Knochen hinter der Ohrmuschel (Mastoid) gesetzt. Studiendaten zeigten keine Effektivität dieser Methode bei der Tabakentwöhnung.

Nichtraucher-Apps und Internet-Programme Apps unterstützen und motivieren Raucher überwiegend mit Textnachrichten und der Möglichkeit, die App-Community zu nutzen. Studien zeigen, dass Nichtraucher-Apps die Aufhörquote steigern können. Insbesondere bei jüngeren Rauchern scheint dies zu helfen. Auch qualitativ gute Internet-Programme können Rauchern helfen. Hier liegt der Vorteil in der zeitlich und örtlich flexiblen Anwendung der Programme.

Apps und Internet-Programme unterstützen beim Aufhören

Zusammenfassung: Andere Methoden
- Die beste Unterstützung beim Aufhören bieten Methoden, die Verhaltenstraining und Medikamente kombinieren.
- Andere Methoden können beim Rauchstopp im Einzelfall auch helfen, zeigen aber in Studien nur geringe Wirkung, sodass jeder für sich genau überlegen muss, mit welcher Methode er seinen Rauchstoppversuch angeht.
- Letztlich zählt der Erfolg, nicht mehr rauchen zu müssen.

3.5   Zwischenfazit

Wir haben Sie bis hierher mit vielen Informationen und Hintergrundwissen versorgt, und Sie haben sich bereits mit der einen oder anderen hintergründigen Frage zu Ihrem eigenen Rauchverhalten befasst. Der Worte sind damit erst einmal genug gewechselt, und es werden in ► Kap. 4 die Taten folgen, und Sie werden sich Schritt für Schritt auf Ihren Rauchstopp vorbereiten. Nehmen Sie sich für die einzelnen Schritte Zeit und schauen Sie genau, was für Sie passt und was nicht.

Lassen Sie uns nochmals betonen: Sie geben nichts Schönes oder Gutes auf, Sie werden aber aufhören, sich, Ihre Gesundheit und Ihr Leben der Zigarette weiterhin zu opfern. Am Ende des Weges steht für Sie der Wiedergewinn Ihrer persönlichen Freiheit. Freuen Sie sich drauf!

3.6   Ernährung und Aktivität

Ein Thema haben wir bislang noch nicht besprochen: Die Sorge vor einer möglichen Gewichtszunahme nach dem Rauchstopp wird von Rauchern immer wieder als mögliche Schwierigkeit auf dem Weg zum

Gewichtszunahme nach dem Rauchstopp ist kein Muss

3

Ernährung und Aktivität sind
die Stellschrauben beim
Gewicht

Nichtraucher angeführt. Zwar ist eine geringe Gewichtszunahme von wenigen Kilogramm eher die Regel als die Ausnahme, aber sie tritt nicht zwingend auf. Wie das Rauchen, liegen auch Ernährung und Aktivität in unserer eigenen Verantwortung und können beeinflusst werden. Was müssten Sie tun, um sich in ◘ Abb. 3.4 vom linken (schlanken) zum rechten (übergewichtigen) Männchen zu entwickeln? – Wenig bis keine Bewegung, qualitativ und/oder quantitativ falsche Ernährung, evtl. regelmäßiger Alkoholkonsum. Und anders herum, was könnten Sie tun, um sich vom rechten zum linken Piktogramm zu entwickeln? Mehr Bewegung, gesündere und ausgewogene Ernährung, weniger Alkohol.

Wir werden Ihnen im Folgenden genauer erläutern, was die Ursachen für eine Gewichtszunahme sind und wie Sie diese vermeiden können.

▪ Ernährung

▪▪ Energieumsatz

Energiebedarf = Grundumsatz
+ Aktivität

Unser Körper verbrennt jeden Tag ein bestimmtes Maß an Energie, selbst wenn wir den ganzen Tag nur ruhig dasitzen. Dies ist der sog. Grundumsatz, der mit verschiedenen Formeln berechnet werden kann

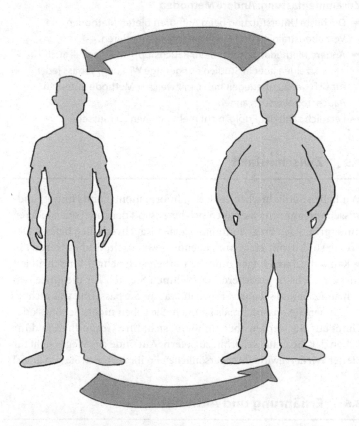

◘ **Abb. 3.4**   Formwandel. Was tun Menschen, um sich vom *linken* (dünnen) zum *rechten* (dickeren) Männchen zu entwickeln? Was tun Menschen, die sich in umgekehrter Richtung verändern möchten?

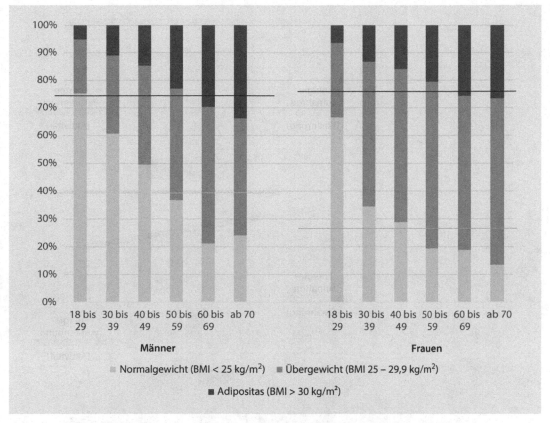

Abb. 3.5 Abhängigkeit des Body-Mass-Index (BMI) vom Alter. Der BMI berechnet sich aus dem Körpergewicht [kg] geteilt durch das Quadrat der Körpergröße [m]. Er zeigt eine klare Altersabhängigkeit. Das bedeutet, dass mit zunehmendem Alter immer mehr Menschen übergewichtig und immer weniger normalgewichtig sind. Die *horizontalen Linien* zeigen die Durchschnittswerte über alle Altersgruppen für das jeweilige Geschlecht. Kritisch ist also der Übergang in die 6. Lebensdekade (50–59 Jahre). (Quelle: Gesundheitsberichterstattung des Bundes. *http://www.gbe-bund.de/gbe10/ergebnisse.prc_ tab?fid=8397&suchstring=Body-Mass_Index_adjustiert_und_gruppiert_nach_WHO-Klassifikation&query_id=&sprache=D&fund_ typ=TAB&methode=2&vt=1&verwandte=1&page_ret=0&seite=1&p_lfd_nr=1&p_news=&p_sprachkz=D&p_uid=gast&p_ aid=51217719&hlp_nr=3&p_janein=J#tab3*)

und bei Männern höher liegt als bei Frauen. Mit zunehmendem Alter sinkt der Grundumsatz, mit ein Grund für den steigenden Body-Mass-Index (BMI) mit zunehmendem Alter (Abb. 3.5). Wenn wir körperlich aktiv sind, kommt zum Grundumsatz noch die für die Bewegung benötigte Energiemenge dazu, und wir erhalten unseren täglichen Gesamtenergiebedarf.

■ ■ **Energiewaage für unser Gewicht**
Verbrennen wir jeden Tag genauso viel Energie (Grundumsatz + Aktivität), wie wir über die Ernährung zu uns nehmen, wird sich an unserem Gewicht nichts ändern (Abb. 3.6). Verbrennen wir mehr, als wir essen, werden wir an Gewicht abnehmen; essen wir jedoch mehr als wir verbrennen, werden wir zunehmen.

Gewicht ist das Resultat aus Energieaufnahme minus Energieverbrennung

3

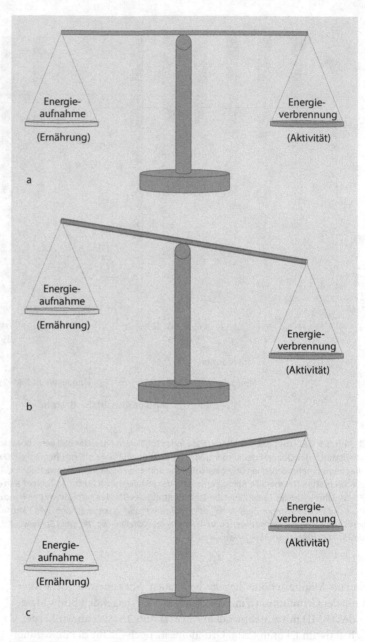

☐ **Abb. 3.6 a–c**   Energiewaage. Verbrennen wir genauso viel Energie, wie wir durch die Ernährung aufnehmen, bleibt unser Gewicht gleich (**a**). Ist die Energiezufuhr geringer als die Verbrennung, werden wir an Gewicht abnehmen (**b**), und nehmen wir mehr Energie auf, als wir durch Aktivität verbrennen, werden wir zunehmen (**c**)

■ ■ **»Natürlicher« Gewichtsverlauf**

Viele Menschen nehmen mit dem Älterwerden zu

Wir nehmen – statistisch betrachtet – mit zunehmendem Alter an Gewicht zu. Nur wenige von Ihnen dürften heute noch dasselbe Gewicht haben wie vor 10 oder 20 Jahren. Ursachen hierfür sind u. a., dass unser

Grundumsatz mit dem Älterwerden sinkt, gleichzeitig nimmt bei vielen Menschen z. B. durch berufliche oder familiäre Gründe aber auch die Aktivität ab, und die Energiewaage kippt in Richtung Gewichtszunahme (◘ Abb. 3.6c). Wenn wir dazu noch z. B. durch höheren Verdienst häufiger ausgehen oder sich unsere Kochkünste in der eigenen Küche im Lauf der Zeit verbessert haben, kippt die Waage noch mehr.

▪▪ Beeinflussung des Gewichtsverlaufs

Um die Waage in die andere Richtung zu kippen und wieder an Gewicht abzunehmen, gibt es nur zwei Stellschrauben: es muss bei der Energieaufnahme – sprich, an der Ernährung – etwas nach unten und an der Energieverbrennung – sprich, an unserer Aktivität – nach oben gedreht werden (◘ Abb. 3.7). Von Diäten halten wir prinzipiell nichts, da sie nur über kurze Zeiträume durchgehalten werden und es danach (bei Wiederaufnahme des bisherigen Essverhaltens und gleichgebliebener [In-] Aktivität) zu einem Rebound kommt, der teilweise sogar von kompensatorischem Essen begleitet wird, sodass Wochen nach der Diätphase die Waage mehr Gewicht anzeigt als vor der Diät.

Wir können unser Gewicht also nur durch eine langfristige Änderung unserer Ernährungs- und Bewegungsgewohnheiten – weniger essen, mehr Bewegung – ändern, die wir nicht nur über ein paar Wochen, sondern für immer durchhalten.

▪▪ Gewichtsverlauf beim Rauchstopp

Eine Gewichtszunahme nach dem Rauchstopp wird von einigen, aber nicht von allen Rauchern berichtet. Wenn Sie auftritt, ist sie in der Regel eher gering (in Studien ca. 3–5 kg). Sie ist aber kein Muss. So kennen wir persönlich zahlreiche Raucher, die durch eine generelle Änderung der Lebensgewohnheiten mit gesunder Ernährung und Steigerung der Aktivität während des Rauchstopps sogar abgenommen haben.

Diäten sind kontraproduktiv

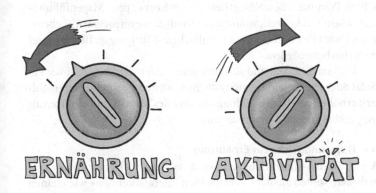

◘ **Abb. 3.7** Die beiden Stellschrauben des Gewichts. Durch eine geringe Reduktion der Energiezufuhr (Ernährung) und durch eine langsame, aber stetig zunehmende Steigerung der Aktivität werden Sie an Gewicht abnehmen und gleichzeitig Ihre Fitness positiv beeinflussen

3

Raucher verbrennen 200 kcal mehr als Nichtraucher, das entspricht einem Fruchtjogurt, 250 g Salzkartoffeln oder 9 Stückchen Schokolade

▪▪ Einfluss des Rauchens auf das Gewicht

Nikotin hemmt den Appetit. Raucher verzichten beispielsweise häufig auf das Frühstück, rauchen dafür aber eine oder zwei Zigaretten. Nach dem Rauchstopp fällt diese Appetitbremse weg, und es kommt u. U. zu Hungerattacken und dadurch zu einer erhöhten Energieaufnahme.

Zudem verbrennen Raucher durch den Einfluss des Nikotins und anderer inhalierter Substanzen pro Tag ca. 200 kcal mehr als Nichtraucher. 200 kcal pro Tag sind nicht viel. Sie entsprechen ca. 55 g Nudeln, einer Portion (250 g) Salzkartoffeln, ¼ Tiefkühlpizza, 200 g Fruchtjogurt, 9 Stückchen Milchschokolade, 40 g Chips (sehr kleine Dose) oder einer halben »mittleren« Portion Pommes frites im Fastfood-Restaurant. Würde ein Nichtraucher bei gleichbleibender Aktivität beginnen, täglich 200 kcal mehr zu essen, hätte er nach einem Jahr jedoch ca. 10 kg mehr Gewicht auf der Waage.

Nach dem Rauchstopp fällt der tabakrauchbedingte Zusatzantrieb für die Energieverbrennung weg, die Ernährung bleibt jedoch in der Regel unverändert (oder wird durch Hungerattacken im schlimmsten Fall noch gesteigert), sodass es zunächst zum Kippen der Waage in Richtung Gewichtszunahme kommt. Der Stoffwechsel benötigt nach dem Rauchstopp längere Zeit, um sich an die neue Situation anzupassen. Aber selbst nach einer anfänglichen Gewichtszunahme können Sie Ihr Gewicht wieder reduzieren.

Moderate Gewichtszunahme ist ein kosmetisches Problem – Weiterrauchen führt zu medizinischen Problemen

Hervorheben möchten wir, dass die gesundheitlichen Vorteile des Rauchstopps eindeutig überwiegen und von einer moderaten Gewichtszunahme keine gesundheitlichen Gefahren für Sie ausgehen. Einer überdurchschnittlichen Gewichtszunahme liegt in der Regel kompensatorisches Essen (Ersetzen der nicht gerauchten Zigaretten durch [kalorienreiche] Nahrungsmittel) bei gleichzeitig geringer oder fehlender Aktivität zugrunde.

▪▪ Füllungszustand des Magens als Appetitbremse

Unser Hungergefühl wird sehr stark über den Füllungszustand des Magens bei den Mahlzeiten bestimmt. Energiedichte Lebensmittel (z. B. Chips, Pommes frites, Nüsse) liefern dem Körper pro »Magenfüllung« damit sehr viel Energie, wohingegen weniger energiebeladene Lebensmittel wie Obst und Gemüse bei gleichem Sättigungsgefühl weniger Kalorien bereitstellen.

Langsam essen, gut kauen, Vorspeise als Appetitbremse

Langsames Essen und ausreichendes Kauen der Speisen sowie ein Salat oder etwas Gemüse mit zeitlichem Abstand vor der Hauptmahlzeit erhöhen bereits den Füllungszustand des Magens und schützen als Appetitbremse vor Überernährung.

▪▪ Tipps und Tricks zur Ernährung

Wenn Sie den Eindruck haben, bereits vom Anblick einer Torte zuzunehmen, sollten Sie nach »versteckten Energiebomben« wie kleinen Snacks zwischendurch (z. B. Nüsse), zuckerhaltigen Getränken, Alkohol und energiedichten Lebensmitteln (z. B. Croissants, Schokolade, Torten) fahnden. Ein Ernährungsprotokoll kann Ihnen helfen, diese besser ausfindig zu machen.

Wenn Sie sich schon die Mühe machen, ein Protokoll zu führen, dann wäre ein Ernährungs-Aktivitäts-Protokoll, wie wir es Ihnen hier abgedruckt haben, sogar noch besser (► s. unten).

Ernährungsprotokoll zum Finden von Energiebomben

■ ■ Ernährungs- und Aktivitätsprotokoll

Schreiben Sie möglichst genau auf, was Sie wann gegessen haben und wann Sie wie lange körperlich aktiv waren. Vergessen Sie nicht das Notieren kleiner »Snacks« zwischendurch. Das Protokoll kann Ihnen helfen, bisherige Gewohnheiten besser zu analysieren und dient wim zeitlichen Verlauf der besseren Steuerung einer möglichen Verhaltensänderung (◘ Abb. 3.8).

Was genau löst bei Ihnen den Reiz zum Essen aus? Langeweile? Stress? Ärger? Gibt es Schlüsselreize wie z. B. Nüsse auf dem Tisch, der Anblick von Süßigkeiten, herumstehendes Essen? Vielleicht können Sie dem Essensreiz durch das Trinken von Wasser oder Tee widerstehen. Oder Sie bewegen sich stattdessen, indem Sie z. B. mehrfach im Treppenhaus hinauf und hinunter oder um den Block gehen.

Schlüsselreize für den Hunger?

Gibt es jemanden, der Sie beim Thema Ernährung und Gewicht unterstützen kann? Freunde, Familie oder Gleichgesinnte in einer Gruppe? Vielleicht kann Ihnen auch Ihr Arzt, Ihre Krankenkasse oder eine professionelle Ernährungsberatung helfen.

Die Deutsche Gesellschaft für Ernährung e. V. (DGE) hat 2011 Ihre 10 Regeln für eine vollwertige Ernährung aktualisiert:

---

10 Regeln der Deutschen Gesellschaft für Ernährung e. V. für eine vollwertige Ernährung (2011)

1. Vielseitig, abwechslungsreich und ausgewogen essen.
2. Getreideprodukte und Kartoffeln enthalten kaum Fett, aber viele Vitamine, Mineralstoffe, Spurenelemente und Ballaststoffe.
3. Obst und Gemüse. 5 Portionen Obst/Gemüse am Tag.
4. Täglich Milch/Milchprodukte, 1–2 × pro Woche Fisch, maximal 300–600 g Fleisch/Wurst pro Woche.
5. Wenig Fett. Pflanzliche Öle/Fette (z. B. Raps- und Sojaöl) bevorzugen. 60–80 g Fett pro Tag ausreichend.
6. Zucker und Salz in Maßen. Würzen z. B. durch Kräuter, Salz mit Jod und Fluorid verwenden.
7. Reichlich Flüssigkeit. Rund 1,5 l Wasser pro Tag oder andere kalorienarme Getränke. Alkoholische Getränke nur gelegentlich und in kleinen Mengen konsumieren.
8. Schmackhaft und schonend zubereiten. Garen bei niedrigen Temperaturen mit wenig Wasser und wenig Fett.
9. Zeit nehmen. Essen Sie langsam und bewusst. Das fördert das Sättigungsempfinden.
10. Achten Sie auf Ihr Gewicht. Ausgewogene Ernährung und körperliche Bewegung (30–60 min pro Tag) helfen Ihnen dabei.

3

Uhrzeit	Ernährung	Aktivität
0:00 Uhr		
0:30 Uhr		
1:00 Uhr		
1:30 Uhr		
2:00 Uhr		
2:30 Uhr		
3:00 Uhr		
3:30 Uhr		
4:00 Uhr		
4:30 Uhr		
5:00 Uhr		
5:30 Uhr		
6:00 Uhr		
6:30 Uhr		
7:00 Uhr		
7:30 Uhr		
8:00 Uhr		
8:30 Uhr		
9:00 Uhr		
9:30 Uhr		
10:00 Uhr		
10:30 Uhr		
11:00 Uhr		
11:30 Uhr		
12:00 Uhr		
12:30 Uhr		
13:00 Uhr		
13:30 Uhr		
14:00 Uhr		
14:30 Uhr		
15:00 Uhr		
15:30 Uhr		
16:00 Uhr		
16:30 Uhr		
17:00 Uhr		
17:30 Uhr		
18:00 Uhr		
18:30 Uhr		
19:00 Uhr		
19:30 Uhr		
20:00 Uhr		
20:30 Uhr		
21:00 Uhr		
21:30 Uhr		
22:00 Uhr		
22:30 Uhr		
23:00 Uhr		
23:30 Uhr		
24:00 Uhr		

�‌ **Abb. 3.8**   Ernährungs- und Aktivitätsprotokoll

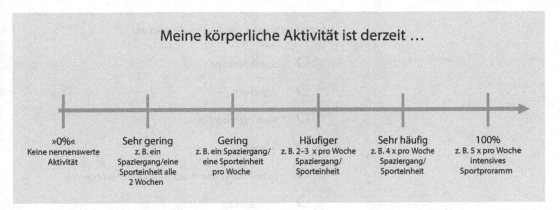

Meine körperliche Aktivität ist derzeit …

| »0%« Keine nennenswerte Aktivität | Sehr gering z. B. ein Spaziergang/eine Sporteinheit alle 2 Wochen | Gering z. B. ein Spaziergang/eine Sporteinheit pro Woche | Häufiger z. B. 2–3 x pro Woche Spaziergang/Sporteinheit | Sehr häufig z. B. 4 x pro Woche Spaziergang/Sporteinheit | 100% z. B. 5 x pro Woche intensives Sportproramm |

❏ **Abb. 3.9** Skala für die aktuelle körperliche Aktivität. Spaziergang und Sporteinheit zählen, wenn sie mindestens 30 Minuten dauern

Auf der Homepage der DGE (*http://www.dge.de*) finden Sie viele weitere Informationen zum Thema gesunde Ernährung.

▪ Aktivität

Erfahrungsgemäß fällt es vielen Menschen deutlich schwerer, ihre Ernährungsgewohnheiten zu ändern, als die körperliche Aktivität langsam und schrittweise zu steigern. Wie aktiv sind Sie derzeit auf einer Skala von 0–100 (❏ Abb. 3.9)?

Eine gesteigerte körperliche Aktivität hat viele positive Effekte für Sie:

- Gewichtsreduktion,
- Zunahme der Lebenserwartung,
- Steigerung der Lebensqualität,
- Zunahme von Muskulatur und Muskelkraft,
- Senkung des Risikos für Herz- und Kreislauferkrankungen,
- Senkung von Blutdruck, Herzfrequenz und Blutfettwerten,
- Abnahme des Bauchumfangs,
- Steigerung der körperlichen Fitness,
- Risikoreduktion für Diabetes.

Aktivität hat viele positive Effekte

Es erfordert nur wenig Aufwand, um Ihre derzeitige körperliche Aktivität zu steigern. Machen Sie entweder häufigere oder längere Spaziergänge/Sporteinheiten. Steigern Sie Ihr Aktivitätsniveau jedoch langsam, insbesondere wenn Sie sich bisher kaum bewegt hatten. Bewegung muss Spaß machen, daher sollten Sie sich die Bewegungsform suchen, die zu Ihnen passt. Welcher Bewegungstyp sind Sie (❏ Abb. 3.10)?

Grundsätzlich können Sie mit ca. 30 Minuten flotterem Spazierengehen bzw. 20 Minuten lockerem Joggen pro Tag bereits 200 kcal mehr verbrennen und bereits damit die Mehrkalorien nach dem Rauchstopp ausgleichen. »Ich habe keine Zeit dafür« können wir leider nicht gelten lassen, da Sie als Raucher jeden Tag bei 15 Zigaretten mindestens 1,25–1,5 Stunden und bei 20 Zigaretten mindestens 1,5–2 Stunden mit Rauchen verbracht haben. Planen Sie die Aktivität fest in Ihren Tagesplan ein.

200 kcal entsprechen 30 Minuten Spazierengehen oder 20 Minuten lockerem Joggen

Bewegungsformen, die mir Freude machen:

○   Spazierengehen

○   Wandern

○   Walking mit Stöcken

○   Joggen

○   Fahrradfahren (evtl. auch auf dem Heimtrainer)

○   Schwimmen

○   Krafttraining

○   Fitness-Studio

○   Inline-Skaten

○   Skilanglauf

○   Regelmäßig Treppensteigen

○   Anderes: _____

◻ **Abb. 3.10**   Bestimmung des individuellen Bewegungstyps

Häufig ist es hilfreich, sich mit Gleichgesinnten zusammenzutun. Eventuell gibt es entsprechende Gruppen für Ihre Aktivität, oder Sie können Freunde oder Familienangehörige aktivieren. Kommt ein Fitness-Studio, ein Sportverein oder ein Lauftreff für Sie infrage?

Zusammenfassung: Ernährung und Aktivität

- Die meisten Menschen nehmen mit dem Älterwerden an Gewicht zu. Schuld daran sind u. a. ein geringerer Grundumsatz, der Rückgang der körperlichen Aktivität und geänderte Essgewohnheiten.
- Unser Gewicht ist das Resultat aus Energiezufuhr und Energieverbrennung – sprich, Ernährung und Aktivität. Beides lässt sich beeinflussen.
- Gesunde und ausgewogene Ernährung auf der einen Seite und eine Steigerung der bisherigen Aktivität auf der anderen Seite helfen Ihnen generell bei der Gewichtsregulation bzw. -reduktion und Ihnen speziell, nach dem Rauchstopp eine Gewichtszunahme zu vermeiden.
- Als neuer Nichtraucher müssen Sie besonders am Anfang 200 kcal weniger zu sich nehmen (z. B. 1 Fruchtjogurt oder 9 Stückchen Schokolade weniger pro Tag essen) oder mehr verbrennen (30 Minuten spazieren gehen oder 20 Minuten locker joggen).
- Wir werden im ▶ Kap. 4 nochmals genauer auf dieses Thema eingehen.

Ihr Weg zur Rauchfreiheit – konkrete Schritte

© Springer-Verlag GmbH Deutschland 2017
A. Rupp, M. Kreuter, *Rauchstopp*,
DOI 10.1007/978-3-662-54035-0_4

In diesem Kapitel werden Sie Schritt für Schritt durch die Tabakentwöhnung geführt. Der Aufbau des vierten Kapitels entspricht dabei dem Ablauf, der auch von uns in Einzelberatungen und in Gruppentherapien angewandt wird. Konnten Sie die bisherigen Kapitel ganz entspannt lesen und genießen, ist jetzt Ihre Mitarbeit gefordert. Denn es gilt, Ihren persönlichen Weg zur Rauchfreiheit zu finden.

4.1   Und was treibt Sie an? – Motivationsanalyse

■ **Warum rauche ich überhaupt?**

Raucher sind hin- und hergerissen: Der Engel auf der linken Schulter sagt »Hör auf« und der Teufel auf der rechten Schulter sagt »Rauch weiter«

Werden Rauchende gefragt, was sie selbst über das eigene Rauchverhalten denken, antworten die meisten mit einem entschiedenen »Eigentlich würde ich ja gerne aufhören, aber … «. Vielleicht kennen Sie diesen Zwiespalt auch von sich selbst. Auf der einen Seite wissen Sie, dass das Rauchen nicht gut für Ihre Gesundheit ist – auf der anderen Seite verbinden Sie mit dem Rauchen aber auch viel Angenehmes, oder das Aufhören ist in Ihrer Vorstellung mit viel Qual und Leiden verbunden. Lassen Sie uns im ersten Schritt Ihr persönliches »Eigentlich …, aber« näher anschauen. Dabei gibt es eine Seite mit Argumenten, die eher das Weiterrauchen befürworten, und eine andere Seite mit Argumenten, die Ihren Aufhörwunsch klar unterstützen.

Finden Sie genauer heraus, weshalb Sie bisher gerne geraucht haben und warum Sie jetzt eigentlich aufhören möchten. Bitte tragen Sie hierzu in den ersten 4 Aufgabenschritten jeweils Ihre eigenen Antworten ein. Es gibt dabei kein Richtig oder Falsch. Lassen Sie sich Zeit beim Beantworten.

Wenn Sie mit dem Ausfüllen fertig sind, finden Sie für jeden Teilschritt im ▶ Serviceteil eine ausführliche Sammlung von Antworten, die wir in Gesprächen mit Rauchern im Laufe der Zeit zusammengetragen haben. Vielleicht entdecken Sie darin noch Ergänzungen zu Ihren eigenen Überlegungen. Tragen Sie diese dann bitte noch in Ihre persönliche Liste ein.

■ ■ **Positive Effekte und Vorteile des Rauchens**

Welche positiven Seiten hat das Rauchen für Sie? Welche Vorteile bringt Ihnen das Rauchen bzw. wobei hilft es Ihnen?

_____

_____

_____

_____

_____

_____

_____

_____

_____

Sind Sie überrascht, in wie vielen und in welchen Situationen des Tages Ihnen die Zigarette zur Seite steht? Bei genauer Betrachtung wird Ihnen auffallen, dass auch Nichtraucher die meisten der aufgeführten Situationen wie Stress, Entspannung, Langeweile, Geselligkeit kennen. – Sie haben jedoch im Vergleich zu Rauchern andere Strategien, damit umzugehen. Für Sie als Raucher sind die einzelnen Situationen mehr oder weniger fest an das Rauchen einer Zigarette gekoppelt. Sie haben sich diese »Kopplung« – wie die Pawlowschen Hunde – über viele Jahre und Jahrzehnte angewöhnt, sie sich richtiggehend antrainiert.

Als Raucher erleben Sie bereits inneren Stress durch den Abfall des Nikotinspiegels, sobald dieser unterhalb der Komfortzone ist. Dieses Unbehagen müssen Sie ausgleichen, in dem Sie sich die nächste Zigarette anzünden. Der Nikotinspiegel taktet also Ihr Rauchverhalten, und Sie müssen mit dem Rauchen letztlich nur einen Negativzustand beseitigen, um sich wieder besser zu fühlen. Erst nach dem Rauchen sind Sie wieder in dem Zustand, in dem Nichtraucher immer sind.

▪ ▪ Hindernisse und Schwierigkeiten beim Aufhören

Betrachten Sie im 2. Schritt die Hindernisse, die Sie ggf. bei früheren Aufhörversuchen bereits kennengelernt haben, und die Schwierigkeiten, die Sie beim jetzigen Aufhörversuch erwarten. Bitte nehmen Sie sich bei der Beantwortung der nächsten Frage wieder Zeit.

Welche Hindernisse und Schwierigkeiten erwarten Sie beim Aufhören? Was macht es aus Ihrer Sicht so schwer?

_____

_____

_____

_____

_____

_____

_____

_____

_____

4

Auch hierfür haben wir im ▶ Serviceteil wieder eine Sammlung von Hindernissen/Schwierigkeiten aufgeführt, die vielleicht ebenfalls für Sie zutreffen. Lesen Sie die Liste durch und ergänzen Sie ggf. Ihre eigenen Punkte.

Überraschen Ihre Antworten Sie? Viele der genannten Punkte haben erfahrungsgemäß mit Entzugssymptomen zu tun. Wäre das Aufhören für Sie völlig einfach, hätten Sie es vermutlich bereits längst selbst umgesetzt.

Die Gründe, die uns von einer Verhaltensänderung abhalten, lassen sich treffend zusammenfassen:

- **Gewohnheit**: Unser Verhalten schleift sich im Lauf der Zeit ein und läuft nach immer gleichen Mustern ab.
- **Bequemlichkeit**: Verhaltensänderung ist immer mit der Notwendigkeit zur Aktivität und damit vielleicht mit einem kleinen bisschen »Sich-Anstrengen« verbunden. Es wäre viel bequemer, das bisherige Verhalten beizubehalten.
- **Angst**: Neues und Unbekanntes ist manchmal mit Angst verbunden, etwas Gewohntes aufzugeben ebenfalls. Gerade beim Rauchstopp werden viele Ängste ins Feld geführt, die sich jedoch hinterher als überhaupt nicht schlimm herausstellen.

Wenn Sie nichts ändern, wird sich nichts ändern und Sie werden weiterrauchen

Wenn Sie an Ihrem bisherigen Verhalten nichts ändern, wird sich nichts für Sie ändern und Sie werden weiterrauchen. Damit ist das erheblich höhere Gesundheitsrisiko verbunden, über das wir bereits gesprochen haben. Sie sollten also viel eher Angst vor dem Weiterrauchen haben als vor dem Aufhören. Schließlich passiert ja nichts Schlimmes, wenn Sie nicht mehr rauchen. Es lohnt sich also, den »inneren Schweinehund« aus dem bequemen Rauchersofa herauszuholen und die Verhaltensmuster zu ändern.

Lassen Sie uns zunächst bei den Hindernissen bleiben und einmal extrem denken und ein sog. Worst-Case-Szenario betrachten. Bitte beantworten Sie wieder die unten stehenden Fragen ehrlich und nehmen Sie sich Zeit:

Was wäre das Schlimmste, das Ihnen passieren würde, wenn Sie nicht mehr rauchen? Wovor fürchten Sie sich am meisten?

_____

_____

_____

_____

Häufige Antworten auf diese Frage sind »innere Unruhe«, »Nervosität«, »Ständig-an-das-Rauchen-Denken«. Die gute Nachricht ist, dass dies nur vorübergehende Symptome sind, die nicht dauerhaft vorhanden sind. Selbst stark abhängige Raucher berichten, dass solche Symptome sehr variabel verlaufen, einmal stärker und einmal schwächer

ausgeprägt sind, teilweise sogar gar nicht vorkommen. Erfahrungsgemäß (und in aller Regel) ebben sie innerhalb weniger Tage, selten
weniger Wochen, relativ schnell ab. Viele Raucher, die erfolgreich aufgehört haben, empfanden übrigens die aufgetretenen Unannehmlich-
keiten nach dem Rauchstopp als bei Weitem nicht so schlimm, wie sie
es vor dem Rauchstopp erwartet hatten.

Wir werden später noch näher auf Ihre befürchteten Unannehm-
lichkeiten eingehen und Lösungsmöglichkeiten erarbeiten.

▪ ▪ Nachteile und Risiken des Rauchens

Sie haben sich in den ersten beiden Arbeitsschritten die von Ihnen als
positiv empfundenen Seiten des Rauchens und Ihre persönlichen Hindernisse, die dem Aufhören im Wege stehen, erarbeitet. Lassen Sie uns in den
nächsten beiden Schritten die andere Seite Ihrer persönlichen Entschei-
dungswaage betrachten: Hier sollen Sie sich die Argumente aufschreiben, wegen derer Sie eigentlich aufhören wollen und weshalb Sie letztlich
dieses Buch lesen. Bitte schreiben Sie auch hier zunächst Ihre persönlichen Argumente auf, bevor Sie in der Antwortsammlung im ▶ Serviceteil
noch nach weiteren Punkten suchen, die ebenfalls für Sie zutreffen.

Beginnen Sie mit den negativen Seiten, die Sie selbst am Rauchen
stören, den Nachteilen, die das Rauchen für Sie aktuell mit sich bringt,
oder den Risiken, die künftig eintreten können oder werden, wenn Sie
weiterrauchen.

**Was stört Sie selbst am Rauchen? Was empfinden Sie als
negativ am Rauchen? Was wird bzw. kann passieren, wenn Sie
weiterrauchen?**

_____

_____

_____

_____

_____

_____

_____

_____

_____

_____

Ergänzen Sie Ihre persönliche Liste auch hier wieder mit Punkten aus
der entsprechenden Antwortsammlung im ▶ Serviceteil.

In der Regel stehen hier (mindestens) genauso viele Punkte wie bei
den Vorteilen des Rauchens. Schon allein die Anzahl positiver und nega-
tiver Aspekte des Rauchens hält sich somit in aller Regel die Waage. Der

wichtigste Unterschied liegt aber in der »Qualität« der aufgeführten Punkte und der Bedeutung für Sie, Ihren Körper und Ihr Leben. Als Worst Case stehen hier vermutlich auch bei Ihnen schwere chronische Erkrankungen als Konsequenz des Weiterrauchens oder frühzeitiges Sterben aufgrund einer rauchbedingten Erkrankung. Welcher »Worst Case« wiegt schwerer? Kurzfristige (temporäre) Nervosität, Unruhe, Rauchverlangen, wenn Sie nicht mehr rauchen, oder schwere Erkrankung, Luftnot, frühes Sterben, wenn Sie weiterrauchen?

> Es gibt viele Alternativen, um auf Stress, Langeweile, Ärger zu reagieren, aber keine Alternative, um eine geschädigte Gesundheit zu ersetzen

Die vermeintlich positiven Effekte, die Sie mit dem Rauchen aktuell noch verbinden (Stressabbau, gegen Langeweile, zur Entspannung, um Pause zu machen …), können Sie mit einer fast unbegrenzten Zahl anderer Verhaltensweisen mindestens genauso gut und wesentlich gesünder erreichen. Für eine geschädigte Gesundheit gibt es jedoch keine Alternative.

▪ ▪ Positive Veränderungen und Vorteile nach dem Aufhören
Kommen wir zum letzten der ersten vier Arbeitsschritte – den positiven Veränderungen und Vorteilen, die sie erwarten, wenn Sie erfolgreich aufgehört haben. Auch hier finden Sie wieder eine Sammlung zur Ergänzung Ihrer eigenen Ideen im ▶ Serviceteil.

Welche Vorteile erwarten Sie durch den Rauchstopp? Was wird sich nach dem Rauchstopp für Sie positiv verändern?

_____

_____

_____

_____

_____

_____

_____

_____

> Der Wiedergewinn der Freiheit ist einer der größten Vorteile beim Aufhören

Sie werden bei den Vorteilen sicher einige Umkehrungen der Negativseite des Rauchens aufgeführt, aber darüber hinaus noch ein paar weitere Argumente gefunden haben, die Sie mit dem positiven Gefühl des Nicht-mehr-Rauchens verbinden. Haben Sie auch den Punkt »frei sein« mit in Ihrer Auflistung?

Zusammenfassung: Motivationsanalyse
- Sie haben es sich über viele Jahre oder schon Jahrzehnte antrainiert, verschiedene Situationen Ihres Tagesablaufs mit dem Rauchen zu koppeln.

- Das Zigarettenrauchen ist für Sie mit sofort eintretenden positiven Aspekten und Empfindungen verbunden (Belohnungseffekt) und beseitigt gleichzeitig das unbehagliche Gefühl, das der abfallende Nikotinspiegel auslöst.
- Vielleicht hilft Ihnen die Zigarette auch, die eine oder andere Situation durchzustehen und auszuhalten.
- Es ist für Sie fast unvorstellbar, wie Ihr Tagesablauf ohne Zigarette aussehen soll, es würde Ihnen etwas Gewohntes und vielleicht auch ein Stück Sicherheit fehlen. Dabei gibt es für jede Ihrer bisherigen Rauchsituationen eine Vielzahl von Alternativen, die Sie wahrnehmen könnten, anstatt zu rauchen. Diese werden wir in einem der nächsten Arbeitsschritte intensiv mit Ihnen betrachten.
- Auf der anderen Seite wissen Sie um die Gefährlichkeit des Rauchens, Sie wissen, dass viele Rauchende im Lauf der Jahre und Jahrzehnte Erkrankungen bekommen, die schwer verlaufen, die mit einer Einschränkung der Lebensqualität einhergehen, und auch, dass viele Rauchende vorzeitig sterben.
- Das Rauchen selbst stört Sie zunehmend, es stinkt, es kostet Geld, es frisst Zeit usw., und in den letzten Jahren bemerken Sie auch, dass Raucher gesellschaftlich mehr und mehr ausgegrenzt werden, dass das Rauchen von einem Großteil der Menschen nicht mehr als chic oder cool bewertet wird.
- Eigentlich, ja eigentlich würden Sie gerne aufhören, aber es fällt Ihnen schwer oder es gelang Ihnen bisher nicht. Sie wissen oder befürchten, dass Unruhe, Nervosität und Gereiztheit ab dem 2. oder 3. Tag nach dem Rauchstopp auftreten, vielleicht sogar Konzentrations- oder Schlafstörungen. Und dann dieses ständige An-die-Zigarette-Denken.
- Der Verlust des bisherigen treuen Begleiters schmerzt, und dies alles hält Sie (bisher) davon ab, es überhaupt zu versuchen, obwohl Sie wissen, dass ein rauchfreies Leben mit vielen und wichtigen Vorteilen verbunden wäre: weniger Husten, mehr Luft und eine bessere Kondition, bessere Gesundheit, ein längeres Leben und nicht zuletzt die Freiheit, nicht mehr gezwungen zu sein und rauchen zu müssen.

■ **Treffen Sie Ihre Entscheidung**

Das Engelchen auf der linken Schulter und das rauchende Teufelchen auf der rechten Schulter streiten sich vermutlich schon längere Zeit in Ihnen, und nur Sie selbst können diesen Streit beenden, indem Sie eine Entscheidung fällen. Treffen Sie für sich die Entscheidung, dass Sie auf die vernünftige und wohlmeinende Stimme des Engelchens nicht mehr hören wollen und weiterrauchen möchten, ist das zwar eine Entscheidung und beendet das innere Hin-und-hergerissen-sein, es ist aber rational und gesundheitlich betrachtet nicht gut für Sie. Sie könnten dann zwar das Buch weiterlesen, aber warum die Zeit damit verplempern? Treffen Sie für sich jedoch die Entscheidung, dass Sie aufhören möchten, sollten Sie unbedingt weiterlesen und den bis hierher begonnenen Weg fortsetzen.

4

▪ **Ihre persönlichen Leitmotive**

Nach diesen ersten Überlegungen möchten wir Sie bitten, den nachfolgenden Satz mit Ihren persönlichen »Top-3-Punkten« zu vervollständigen:

Ich möchte nicht mehr rauchen, weil ... (Meine Top 3)

1. _____

2. _____

3. _____

Diese Top 3 sind Ihr persönliches Leitmotiv, Ihre persönliche Motivationskarte für den weiteren Weg. Vielleicht schreiben Sie sich diese Sätze auf verschiedene Zettel, die Sie z. B. an den Badezimmerspiegel, den PC-Monitor oder die Tür zur (bisherigen Raucher-)Terrasse hängen. Legen Sie vielleicht auch einen Zettel in den Geldbeutel oder sogar in die Hülle Ihrer Zigarettenschachtel. Sie können auch ein Bild von jemandem, der in Ihren Überlegungen zum Aufhören eine wichtige Rolle spielt (Partner, Kind, Enkel), oder von einem Reiseziel, das Sie sich nach dem erfolgreichen Rauchstopp gönnen werden, als Motivation aufhängen. Wichtig ist, dass Sie wissen, warum Sie sich auf den Weg zur Rauchfreiheit aufmachen wollen. Wir haben im ▶ Serviceteil einen entsprechenden Vordruck für diese Motivationskarten für Sie vorbereitet.

Eine wichtige Frage, die wir Rauchern an dieser Stelle immer stellen ist, warum sie nach diesen ersten Überlegungen noch weiterrauchen sollten? Können die »Vorteile« des Weiterrauchens die Nachteile wirklich überwiegen? Keine Sorge, hier ist noch nicht der Punkt des Aufhörens erreicht, sonst hätten wir uns die folgenden Seiten sparen können, aber wir möchten mit dieser Frage zumindest betonen, dass Sie niemand zwingen wird, sich innerhalb der nächsten Minuten eine Zigarette anzuzünden.

▪ **Was der Rauchstopp mit einer Wandertour gemeinsam hat**

Ihr Vorhaben, mit dem Rauchen aufzuhören, gleicht einer etwas anspruchsvolleren Wandertour (◙ Abb. 4.1). Sie würden sich vermutlich vor einer Tour im Gebirge zunächst über die lokalen Verhältnisse informieren, das richtige Wetter abwarten, sich von erfahrenen Bergwanderern beraten lassen, Karten studieren, die richtige Ausrüstung besorgen und sich körperlich vorbereiten. Im Vorfeld würden Sie sich um eine Begleitung bemühen oder vielleicht einen Bergführer in die Vorbereitungen einbinden. Einen Berg besteigen Sie nicht vom roten Plüschsofa aus, und hochgetragen oder hochgezaubert werden Sie auf den Gipfel auch nicht. Um das Ziel zu erreichen, müssen Sie Schritt für Schritt gehen, evtl. auch anstrengendere Passagen durchwandern. Das Tempo und Ihre persönliche Route bergauf können dabei nur Sie selbst festlegen, jeder hat eine andere Schrittfrequenz und ein anderes Tempo.

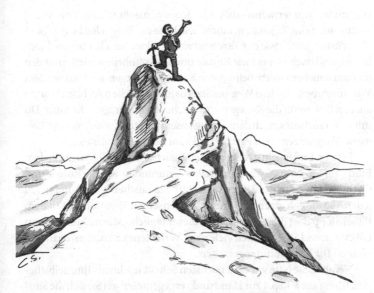

◘ **Abb. 4.1**   Gipfelstürmer. Mit dem Rauchen aufzuhören lässt sich mit einer Bergtour vergleichen, auf die man sich gewissenhaft vorbereitet und für die man die richtigen Karten und eine gute Ausrüstung benötigt. Oben auf dem Berg wartet die Freiheit auf Sie!

Mit dem Rauchstopp verhält es sich genauso: je besser vorbereitet und ausgerüstet Sie ihn angehen, desto sicherer und leichter kommen Sie ans Ziel. Nur Sie können festlegen, welche Methode (Route) Sie wählen, ob Sie es im Alleingang versuchen oder sich Hilfe und Unterstützung holen. Auch das Tempo sollte jeder Rauchende für sich festlegen – der eine wird den Rauchstopp sehr schnell oder sogar »jetzt sofort« durchziehen, während andere sich langsamer herantasten und ein bisschen Zeit zum Üben und Reduzieren benötigen. Das Schlimmste, das auf Ihrem Weg zum Rauchstopp passieren kann, ist, dass Sie den Gipfel im ersten Anlauf nicht erreichen und es nochmals versuchen müssen, dann vielleicht mit anderer Ausrüstung, anderer Unterstützung oder vielleicht über eine andere Route. Vergessen Sie nicht, wie viele berühmte Bergsteiger beim ersten, zweiten oder dritten Mal gescheitert sind und schließlich doch als Bergbezwinger gefeiert wurden. Das, was Sie auf dem Rauchfrei-Gipfel erwartet, ist die Tour allemal wert. Lesen Sie nochmals Ihre persönlichen Leitmotive, Ihre Top 3 durch, bevor Sie weiterlesen. Wissen Sie noch, warum Sie nicht mehr rauchen möchten?

Dann können wir Sie im nächsten Abschnitt weiter vorbereiten und mit der richtigen Ausrüstung für Ihre »Bergtour« ausstatten.

4.2   Alternativen zum Rauchen – Verhaltensänderung

Wie bereits erwähnt, folgt das Rauchverhalten vieler Raucher täglich den gleichen Ritualen und Gewohnheiten. Wie bei den Hunden in Pawlows Versuch liegt dem Ganzen die Kopplung »Immer wenn … – dann … «

4

Und täglich raucht das
Murmeltier

zugrunde. »Immer wenn« dies oder jenes gemacht wird oder passiert, »dann« wird eine Zigarette geraucht. Die Liste mit Beispielen hierfür ist so abwechslungsreich wie der Tagesverlauf einzelner Raucher unterschiedlich ist, und doch gibt es viele Rituale und Gewohnheiten, die Sie mit den meisten Rauchern teilen: beim ersten Kaffee am Morgen, im Auto, auf dem Weg zur Arbeit, auf dem Weg zur Stadtbahnhaltestelle oder beim Warten auf den Bus, wenn die Kollegen vorbeischauen und fragen »Kommst Du mit, eine rauchen?«, nach dem Mittagsessen, bei Stress und Ärger mit Kollegen, Vorgesetzen, dem Partner und zum Feierabendbier etc.

Letztes Endes geht es den meisten Rauchern wie Bill Murray in dem Film *Und täglich grüßt das Murmeltier* – zumindest was die Rituale und Gewohnheiten um die Zigarette betrifft. Sie rauchen zum größten Teil jeden Tag die »gleichen« Zigaretten in denselben Situationen. Mit dem Rauchstopp hört diese Monotonie, dieser tägliche Murmeltiertag, zum Glück auf, und Sie gewinnen viele neue Verhaltensalternativen dazu und können Ihr Leben bunter gestalten.

Nehmen Sie bitte vor dem nächsten Schritt nochmals Ihre Selbstbeobachtung aus ▶ Kap. 1 zur Hand und vergegenwärtigen Sie sich die Situationen, in den Sie gewohnheitsgemäß Ihre Zigaretten rauchen. Nichtraucher haben im Übrigen sehr ähnliche Tagesabläufe und müssen sich denselben Anforderungen im Familien- und Berufsleben stellen wie Sie auch, nur müssen sie keine Zigaretten dazu rauchen. Was machen also Nichtraucher anders in Situationen, in denen Raucher rauchen (müssen)?

Meist genügt bei Rauchern ein kurzer Impuls, und sie zünden sich die nächste Zigarette an. Der Weg zum Nichtraucher bedeutet für Rauchende, wieder neu zu lernen, dass sie alle diese 10, 15, 20 oder mehr Impulse und Situationen im Tagesverlauf, in denen sie in den vergangenen Jahren oder Jahrzehnten immer geraucht haben, auch ohne Zigarette erleben und durchstehen können.

Die »4A-Strategien« haben wir Ihnen in ▶ Kap. 3 bereits ausführlich vorgestellt:

− A1: Abwarten,
− A2: Atemübung,
− A3: Ablenken,
− A4: Abhauen.

▪ Alternativen zum Rauchen

Lassen Sie uns Ihre persönlichen Ideen und Vorstellungen sammeln, mit denen Sie sich ablenken können, sobald der Rauchimpuls auftritt und sich nicht »weg warten« oder »weg atmen« lässt. Wir haben typische Rauchsituationen gewählt, damit Sie sich für die jeweilige Situation möglichst konkrete neue Verhaltensalternativen erarbeiten können. Überspringen Sie einfach die Situationen, die für Sie nicht zutreffen, und ergänzen Sie die Situationen, in den Sie rauchen und die von uns nicht aufgelistet wurden. Um Ihnen bei dieser Aufgabe eine Hilfestellung zu geben, haben wir nachfolgend bereits ein paar Situationen exemplarisch mit Ideen aufgefüllt (◘ Abb. 4.2).

Füllen Sie bitte die nachfolgende Liste mit Ihren Ideen und Verhaltensalternativen aus (◘ Abb. 4.3). Wie bereits bei der Motivationsanalyse

---

Was mache ich nach dem Rauchstopp in den jeweiligen Situationen anders?

Anstatt zu rauchen werde ich...

... nach dem Aufstehen, beim Morgenkaffee

... zuerst ins Bad und dann erst zur Kaffeemaschine gehen.

... am offenen Fenster mehrmals tief frische Morgenluft einatmen.

... Tee statt Kaffee trinken/ein Glas Wasser zum Kaffee dazu trinken.

... eine Kleinigkeit frühstücken.

... Zeitung lesen oder mir die Nachrichten im Fernsehen/Internet anschauen.

... Dehnübungen, Liegestütze, Kniebeugen, Yoga oder eine Entspannungsübung machen.

... einfach 5 Minuten länger im Bett liegenbleiben.

... direkt nach dem Frühstücken losgehen.

... meine Tagesagenda aufschreiben.

... beim Autofahren

... Musik oder ein Hörbuch hören.

... eine neue Sprache lernen/üben.

... singen, summen oder brummen.

... telefonieren (mit Freisprecheinrichtung).

... etwas Wasser trinken.

... einen Kaugummi kauen, ein (zuckerfreies) Bonbon lutschen.

... etwas Obst/Gemüse essen.

... meine Umgebung und die Menschen um mich herum betrachten.

... tief durchatmen.

... beim Warten auf die Bahn oder den Bus

... tief durchatmen.

... telefonieren.

... etwas essen oder trinken.

... einen Kaugummi kauen, ein (zuckerfreies) Bonbon lutschen.

... meine Umgebung und die Menschen um mich herum betrachten.

... Musik hören (Kopfhörer).

... ein Rätsel lösen.

... ein Buch oder die Zeitung lesen.

... ein Spiel auf dem Handy machen.

... Nachrichten schreiben, Mails beantworten.

... mir die Beine vertreten.

... meine nächste Urlaubsreise andenken.

... bis zur nächsten Haltestelle weitergehen.

... in der Pause bei der Arbeit

(Überlegen Sie sich hier bitte, wie eine »gesunde« Nichtraucherpause für Sie aussehen könnte.)

... Tee oder Kaffee trinken.

... ein Glas Wasser zum Kaffee dazu trinken.

... Obst/Gemüse oder einen Jogurt essen.

... mich bewegen, z. B. im Treppenhaus hoch und hinunter gehen, um den Block laufen, in den Park gehen etc.

... Liegestütze oder Kniebeugen machen.

... dasitzen und die Sonne genießen.

... entspannen, vielleicht einen Power-Nap machen.

... tief durchatmen.

... frischen Ingwer kauen.

... eine Zeitung, ein Buch lesen.

... Musik zur Entspannung hören.

... ein Rätsel/Sudoku lösen.

... stricken, häkeln etc.

... einen schönen Nichtraucherbereich aufsuchen.

... mich mit Kollegen unterhalten.

... mir die Hände/das Gesicht waschen gehen.

... die Zähne putzen oder den Mund mit einer Mundspüllösung spülen.

◘ **Abb. 4.2** Verhaltensalternativen für bestimmte Rauchsituationen

4

Was mache ich nach dem Rauchstopp in den jeweiligen Situationen anders?
Anstatt zu rauchen werde ich …
… nach dem Aufstehen, beim Morgenkaffee
… … … … … …
… beim Autofahren
… … … … … …
… beim Warten auf die Bahn oder den Bus
… … … … … …
… in der Pause bei der Arbeit (Überlegen Sie sich hier bitte, wie eine »gesunde« Nichtraucherpause für Sie aussehen könnte.)
… … … … … …
… nach dem Mittagessen
… … … … … …
… wenn ich nach der Arbeit nach Hause komme
… … … … … …
… abends beim Fernsehen
… … … … … …

◻ **Abb. 4.3**   Verhaltensalternativen für die Zeit nach dem Rauchstopp

... wenn ich am Wochenende mit Freunden unterwegs bin
...
...
...
...
...
...
... in anderen Situationen
...
...
...
...
...
...
...
...
...
...
...
...
Ergänzen Sie bitte noch Ihre typischen Rauchsituationen und überlegen Sie, was Sie künftig tun können, anstatt zu rauchen.

◘ Abb. 4.3 Fortsetzung

finden Sie im ► Serviceteil wieder eine Sammlung mit Ideen, die wir in Gesprächen mit Rauchern gehört haben. Ergänzen Sie die Ideen in Ihrem Plan, die für Sie infrage kommen.

Vielleicht sind Sie ja unserer Aufforderung gefolgt und haben in den vergangenen Tagen bereits die eine oder andere Rauchsituation erfolgreich verbracht, ohne zu rauchen. Nach dem jetzigen Arbeitsschritt sind Sie gerüstet, Ihr Training auf noch mehr rauchfreie Situationen auszuweiten. Selbstverständlich könnten Sie mit dem Rauchen auch jetzt sofort aufhören und, anstatt zu rauchen, Ihre Alternativen trainieren. Mit jeder Situation, in der Sie nicht rauchen, gehen Sie einen weiteren Schritt auf Ihrem Weg zur Rauchfreiheit.

Beginnen Sie spätestens jetzt Ihr Nichtrauchertraining

Spätestens jetzt sollten Sie der Empfehlung nachkommen und sich das Rauchen »unbequemer« machen. Ab spätestens heute sollten Wohnung und Auto rauchfreie Zonen sein. Deponieren Sie z. B. beim Autofahren die Zigaretten im Kofferraum. Rauchen Sie nur noch auf dem Balkon bzw. der Terrasse oder nur noch vor dem Haus. – Sie müssen dazu mehrere Stockwerke nach unten gehen? Prima, dann werden Sie voraussichtlich noch seltener rauchen gehen. Sie werden bald ganz mit dem Rauchen aufhören, also beginnen Sie schon jetzt damit.

Machen Sie sich das Rauchen unbequem

Zusammenfassung: Verhaltenstraining

– Sie rauchen viele Zigaretten in bestimmten Situationen, weil Sie es sich antrainiert haben, weil Sie es so gewohnt sind. Ihre wichtigste Aufgabe, um rauchfrei zu werden und zu bleiben, ist, sich das Rauchen wieder abzutrainieren.

— Dazu haben Sie sich Ihre persönlichen Verhaltensalternativen für die einzelnen Situationen erarbeitet. Beginnen Sie spätestens jetzt mit dem Training und üben Sie die ersten Alternativen ein. Anstatt zu rauchen, mache ich …

— Machen Sie sich das Rauchen gerne unbequem, rufen Sie die Rauchfreiheit für Auto und Wohnung aus und gehen Sie künftig zum Rauchen nur noch nach draußen zum (Balkon, Terrasse oder noch besser: 4 Stockwerke hinunter bis vor das Haus).

4.3   Lernen mit Belohnung

Unser Gehirn ist darauf ausgerichtet, die Verhaltensweisen zu wiederholen, die mit einem Belohnungseffekt verbunden sind (Sie erinnern sich an die Skinner-Ratten in ▶ Kap. 2). Wenn Sie etwas Neues lernen möchten, wird Ihnen dies leichter fallen, wenn das Neue mit Belohnung oder mit positiven Gefühlen verbunden ist. Nutzen Sie also Ihr Belohnungszentrum, um Ihr rauchfreies Leben schneller und leichter zu lernen. Dazu möchten wir Sie zunächst auf eine Gedankenreise mitnehmen:

Stellen Sie sich vor, Sie gewinnen in einem Preisausschreiben den 1. Preis und dürfen ein komplettes (gerne auch verlängertes) Wochenende Ihrer Wahl gestalten; Geld spielt dabei keine Rolle, schließlich ist es ja der Hauptgewinn. Was würden Sie an einem solchen Wochenende gerne machen? Wohin würden Sie gehen? Was wäre für Sie das perfekte Wohlfühl-tu-Dir-gut-Entspannungs-Erlebnis-Wochenende? Schreiben Sie Ihre Ideen auf. Sollten Sie sich am Anfang mit Ideen schwer tun, kann Ihnen wieder unsere Sammlung von Ideen im ▶ Serviceteil helfen. Sie können auch Ihren Partner/Ihre Partnerin, Ihre Familie oder Freunde und Bekannte nach deren Ideen für Belohnungen fragen.

An einem perfekten Wohlfühl-tu-Dir-gut-Entspannungs-Erlebnis-Wochenende würde ich gerne …

Wenn Sie Ihre Wochenend-Ideen anschauen, werden Dinge dabei sein, die Sie ohne viel Aufwand und ohne große Finanzausgaben quasi im Alltag machen können, z. B. das Kaffeetrinken mit Freunden, die exotische Frucht, die Sie zum ersten Mal kosten, das Entspannen und Nichtstun. Markieren Sie diese »Alltagsbelohnungen« bitte farbig oder mit einem »A«. Für andere Ihrer Ideen bedarf es mehr organisatorischen oder zeitlichen Aufwands oder sie sind teurer als die Alltagsbelohnungen, z. B. die Massage, das Essengehen oder der Musical-Besuch. Markieren Sie diese bitte in einer anderen Farbe oder mit einem »G« für »größere Belohnungen«.

Wichtig sind v. a. in der Anfangszeit die Alltagsbelohnungen. Gönnen Sie sich davon ruhig jeden Tag eine oder zwei Ihrer Ideen. Belohnen Sie sich dafür, dass Sie nicht rauchen. Die größeren Belohnungen sind als Etappenziele wichtig, wenn Sie die erste Woche, den ersten Monat oder das erste Vierteljahr geschafft haben. Planen Sie die größeren Belohnungen bewusst für Ihre »Meilensteine« ein und setzen Sie sie auch in die Tat um. Ihr Gehirn wird das Nichtrauchen mit dem Belohnungseffekt verbinden und sich darüber so freuen, dass Sie Ihr Nichtraucherleben viel schneller und einfacher lernen werden. Freuen Sie sich nicht nur auf die neuen Variationsmöglichkeiten in Ihrem Verhalten, sondern auch auf die anstehenden kleineren und größeren Belohnungen.

4.4 Ernährung und Bewegung

Am Ende von ▶ Kap. 3 sind wir bereits ausführlich auf Ihre Energiewaage und die Bedeutung von Energiezufuhr (Ernährung) und Energieverbrennung (Aktivität) eingegangen. Hier wollen wir den theoretischen Überlegungen praktische Übungen folgen lassen.

■ Ernährung

Der nachfolgende Fragebogen (◘ Abb. 4.4) soll Ihnen helfen, Ihre bisherigen Ernährungsgewohnheiten etwas näher zu beleuchten:

Was könnten Sie tun, um von der linken zur rechten Fragebogenhälfte zu gelangen?

Ich werde in Zukunft:

_____

_____

_____

_____

■ Aktivität

Lassen Sie uns auch bzgl. Ihrer Aktivität eine kurze Bestandsaufnahme durchführen (◘ Abb. 4.5). Wo stehen Sie im Moment? Der nachfolgende Fragebogen hilft Ihnen, sich etwas besser einzuschätzen.

4

Bisherige Ernährungsgewohnheiten			
Welche Ernährungsgewohnheiten treffen auf Sie zu? Wie häufig nehmen Sie die unten aufgeführten Lebensmittel zu sich?			
Bitte machen Sie pro Zeile **nur ein Kreuz.**			
Obst/Gemüse	Gar nicht ○	Selten/wenig ○	Fast täglich ○	Täglich mehrmals ○
Hülsenfrüchte	Gar nicht ○	Kaum/selten ○	Einmal pro Woche ○	Mehrmals pro Woche ○
Vollkornprodukte	Gar nicht ○	Selten/wenig ○	Fast täglich ○	Täglich mehrmals ○
Fleisch/Wurst	Täglich mehrmals ○	Fast täglich ○	Selten/wenig ○	Gar nicht ○
Fisch	Gar nicht ○	Selten/wenig ○	Einmal pro Woche ○	Zweimal pro Woche ○
Wasser trinken	Gar nicht ○	0,5 l pro Tag ○	1 l pro Tag ○	1,5 l pro Tag ○
Alkohol trinken	Täglich mehrmals ○	Fast täglich ○	Selten/wenig ○	Gar nicht ○
Zuckerhaltige Getränke	Täglich mehrmals ○	Fast täglich ○	Selten/wenig ○	Gar nicht ○
Essgeschwindigkeit	Sehr schnell ○	Eher schnell ○	Eher langsam ○	Sehr langsam ○
Kleine » Snacks« zwischendurch	Täglich mehrmals ○	Fast täglich ○	Selten/wenig ○	Gar nicht ○
Fast Food	Täglich mehrmals ○	Fast täglich ○	Selten/wenig ○	Gar nicht ○
Wie viele Kreuze haben Sie in der linken Tabellenhälfte gemacht? _____ Kreuze in der linken Tabellenhälfte			

◨ **Abb. 4.4**   Bestandsaufnahme: Ernährung

Tätigkeit	0 Min.	15 Min.	30 Min.	60 Min.	90 Min.	2 Std.	2,5 Std.	3 Std.	3,5 Std.	4 Std.	4,5 Std.	5 Std.	5,5 Std.	6 Std.	6,5 Std.	7 Std.
Wie viel Zeit pro Tag verbringen Sie mit …?																
Fernsehen	o	o	o	o	o	o	o	o	o	o	o	o	o	o	o	o
Lesen	o	o	o	o	o	o	o	o	o	o	o	o	o	o	o	o
Essen	o	o	o	o	o	o	o	o	o	o	o	o	o	o	o	o
Aktivitäten im Sitzen	o	o	o	o	o	o	o	o	o	o	o	o	o	o	o	o
Computertätigkeiten	o	o	o	o	o	o	o	o	o	o	o	o	o	o	o	o
Sitzen ohne Aktivität	o	o	o	o	o	o	o	o	o	o	o	o	o	o	o	o
Hausarbeit	o	o	o	o	o	o	o	o	o	o	o	o	o	o	o	o
Spazierengehen	o	o	o	o	o	o	o	o	o	o	o	o	o	o	o	o
Walking	o	o	o	o	o	o	o	o	o	o	o	o	o	o	o	o
Fahrradfahren	o	o	o	o	o	o	o	o	o	o	o	o	o	o	o	o
Schwimmen	o	o	o	o	o	o	o	o	o	o	o	o	o	o	o	o
Sportliche Aktivität	o	o	o	o	o	o	o	o	o	o	o	o	o	o	o	o
Treppensteigen	o	o	o	o	o	o	o	o	o	o	o	o	o	o	o	o
Kraftübungen	o	o	o	o	o	o	o	o	o	o	o	o	o	o	o	o

☐ Abb. 4.5 Bestandsaufnahme: Aktivität

Was können Sie tun, um in der oberen Fragebogenhälfte das Kreuzchen in Zukunft weiter links bzw. es in der unteren Hälfte zukünftig weiter rechts zu setzen?

In Zukunft werde ich:

_____

_____

_____

_____

Wo können Sie bereits im Alltag mehr Aktivität einbauen? Treppen laufen statt mit dem Aufzug fahren? Zu Fuß gehen bzw. Fahrrad- statt Autofahren? Regelmäßig spazieren gehen?

Ich werde künftig im Alltag:

_____

_____

_____

_____

_____

Essen tötet Sie nicht, Sofas tun es!

Eine schöne Werbung für Restaurants in einer Stadt zeigte ein großes rotes Sofa mit furchteinflößenden Zähnen und der Werbebotschaft: »Essen tötet Sie nicht, Sofas tun es!« Lassen Sie sich also nicht von Ihrem roten Plüschsofa zu Hause umbringen!

▪ Krafttraining als Alternative

Wenn für Sie aus gesundheitlichen, körperlichen oder zeitlichen Gründen keine Ausdaueraktivität in Betracht kommt, ist Krafttraining eine mögliche und sinnvolle Alternative. Folgende Regeln sollten dabei beachtet werden:

Bezugsgröße ist Ihre maximale Muskelkraft, mit der Sie es schaffen, eine entsprechende Übung genau einmal durchzuführen.

- Die Übungen im Krafttrainingsbereich sollten mit 60–80% dieser maximalen Muskelkraft durchgeführt werden, das bedeutet, dass Sie pro Übung zwar gut angestrengt, aber nicht überanstrengt sein sollten, sodass Sie die angegebenen Wiederholungen auch bewältigen können.
- Pro Übung (Zyklus) sollten Sie 8 Wiederholungen durchführen.
- Insgesamt 2–3 Zyklen hintereinander mit ca. 1–2 Minuten Pause zwischen den einzelnen Zyklen.
- Führen Sie die Bewegungen langsam über 3–4 Sekunden aus.
- Machen Sie Ihre Kraftübungen mindestens jeden 2. Tag.
- Führen Sie Übungen gegen das Körpergewicht durch oder setzen Sie elastische Bänder ein.

Sollten bei Ihnen Risikofaktoren vorliegen, z. B. starkes Übergewicht, Herz-Kreislauf-Erkrankungen, Diabetes, ist es ratsam, vor Beginn des Krafttrainings oder auch vor einer deutlichen Steigerung Ihrer bisherigen körperlichen Aktivität eine ärztliche Gesundheitsuntersuchung durchführen zu lassen.

Zusammenfassung: Ernährung und Aktivität

- Sie haben vielleicht mit den Checklisten den einen oder anderen Punkt entdeckt, den Sie bei der Ernährung oder bei Ihren Aktivitätsbemühungen noch verbessern können.
- Auch hier gilt: wenn das Thema Gewicht für Sie wichtig ist, werden Sie nicht umhinkommen, etwas dafür (bzw. gegen die Gewichtszunahme) zu tun.

— Ausreichend Wasser oder Tee trinken, (zuckerfreie) Kaugummis oder Bonbons, Obst und Gemüse, langsames Essen und bewusstes Kauen, eine Vorspeise mit zeitlichem Abstand zum Hauptgericht als Hungerbremse und v. a. Bewegung, Bewegung, Bewegung – das sind hier die Erfolgsfaktoren.

4.5 Was tun bei Entzugssymptomen?

Wir haben das Thema Entzugssymptome in ▶ Kap. 2 und ▶ Kap. 3 des Ratgebers ausführlich besprochen. Hier sind die wichtigsten Punkte nochmals stichwortartig zusammengefasst:

Entzugssymptome – Übersicht
- Entzugssymptome können, müssen aber nicht auftreten.
- Es kann zu Unruhe, Nervosität, erhöhter Reizbarkeit, Konzentrations- oder Schlafstörungen kommen. Ein nennenswerter körperlicher Entzug wie bei anderen Drogen, Alkohol oder Tabletten tritt jedoch nicht auf.
- Das Rauchverlangen (Craving) steht nach dem Rauchstopp im Mittelpunkt.
- Die Entzugssymptome können in den ersten Tagen stärker werden, beginnen aber bereits nach einer, spätestens nach 2 Wochen, sich wieder zu bessern.
- Denken sie daran: Egal wie es sich auch anfühlt, es passiert nichts Schlimmes. Wenn Sie wieder beginnen zu rauchen, steigt jedoch Ihr Risiko erneut, krank zu werden und frühzeitig zu sterben.
- Ex-Raucher berichten, dass es deutlich weniger schlimm gewesen sei als erwartet.
- Ein Wohlfühlprogramm hilft gegen die Katerstimmung. Seien Sie gut zu sich, gönnen Sie sich etwas.
- Bewegung hilft gegen Entzugssymptome.
- Medikamente können bei starker Abhängigkeit und dem Auftreten von Entzugssymptomen zum Einsatz kommen.
- In Deutschland zugelassene Medikamente zur Tabakentwöhnung sind: Nikotinersatzprodukte, Vareniclin, Bupropion.

Wir haben die Medikamente in ▶ Kap. 3 dargestellt und möchten auch an dieser Stelle deren Einsatz bei starker Abhängigkeit (Fagerström-Test mit 6 oder mehr Punkten; ▶ Abschn. 3.3, ◘ Abb. 3.3) oder beim Auftreten von Entzugssymptomen, die den Erfolg des Rauchstopps gefährden können, ausdrücklich befürworten. Wir setzen die von uns besprochenen Medikamente bei entsprechender Indikation regelmäßig in der Tabakentwöhnung ein. Durch die Reduktion des Cravings und möglicher anderer Entzugssymptome haben Sie den »Kopf frei«, um sich ganz auf das Verhaltenstraining zu konzentrieren.

Unser Ratgeber kann jedoch die individuelle Beratung durch einen Arzt oder Apotheker nicht ersetzen. Daher möchten wir Sie bitten, sich vor dem Kauf bzw. der Einnahme von Entwöhnungsmedikamenten entsprechend beraten zu lassen.

Wenn Sie sich für eine medikamentöse Unterstützung entscheiden, denken Sie bitte daran, die Medikamente in ausreichender Dosierung und lange genug einzunehmen. Eine Therapiedauer von 6 Wochen ist mindestens zu empfehlen, erfahrungsgemäß sind jedoch 10 oder 12 Wochen Therapiedauer mit größeren Erfolgschancen verbunden.

Kombinieren Sie u. U. auch Medikamente. Bewährt hat sich beispielsweise die Kombination von Nikotinpflastern mit über den Mund zugeführtem (oralem) Nikotin (Lutschtabletten 2 mg, Kaugummi 2 mg, Mundspray 1 mg), aber auch die anfängliche Kombination von Vareniclin mit oralem Nikotin (Lutschtabletten 2 mg, Kaugummi 2 mg, Mundspray 1 mg) ist bei großer Abhängigkeit oder starkem Craving in Absprache mit Ihrem Arzt möglich.

4.6   Zwischenfazit

Sie haben sich bis jetzt sehr intensiv mit Ihrer persönlichen Motivationslage auseinandergesetzt und das Engelchen auf der linken und das Teufelchen auf der rechten Schulter genau betrachtet. Dadurch konnten Sie Ihre individuellen Top-3-Punkte herausarbeiten, warum Sie nicht mehr rauchen möchten. Erinnern Sie sich noch an diese? Nehmen Sie bitte nochmals Ihre Motivationskarte zur Hand und lesen Ihre Top 3 durch.

Danach haben Sie sich alternative Verhaltensweisen für die bisherigen Rauchsituationen überlegt. »Anstatt zu rauchen, werde ich … «. Die »4A-Strategien« waren: Abwarten – Atmen – Ablenken – Abhauen. Das Trainieren dieser neuen Verhaltensstrategien wird Ihre Hauptaufgabe sein. Ihr neues Verhalten wird nach ca. 8–12 Wochen sattelfest sein, also nehmen Sie sich ausreichend »Trainingszeit«. Idealerweise haben Sie bereits in einzelnen Situationen mit dem Nichtrauchen angefangen oder haben sich das Rauchen schon unbequemer gemacht, indem Sie beispielsweise das Auto oder die Wohnung rauchfrei gemacht haben.

Im Weiteren haben Sie sich Belohnungsideen für das Nichtrauchen zurechtgelegt. Sie werden sehen, Nichtrauchen an sich ist bereits der größte Gewinn für Sie, aber verbunden mit Belohnungen wird es noch schöner und schneller gehen. Planen Sie insbesondere Alltagsbelohnungen fest mit ein.

Achten Sie auf Ihre Ernährung und steigern Sie Ihr bisheriges Aktivitätsniveau, um einer Gewichtszunahme entgegenzusteuern. Denken Sie daran: eine moderate Gewichtszunahme ist ein kosmetisches Problem, Weiterrauchen führt zu medizinischen Problemen.

Sollten Sie Entzugssymptome spüren, ist zunächst alles erlaubt, was gesund ist und Ihnen gut tut: schlafen, essen, trinken, entspannen etc. Vor allem aber hilft Bewegung in Form von Spaziergängen oder Sport. Also, erheben Sie sich vom Plüschsofa. Sollten die Entzugssymptome trotz des Wohlfühlprogramms zu stark sein, raten wir zu einer medikamentösen Unterstützung. Bitte lassen Sie sich hierzu aber auf jeden Fall durch einen kundigen Arzt oder Apotheker beraten.

Sie sind somit bereits exzellent vorbereitet. Es fehlen noch ein paar letzte Überlegungen und Handgriffe und dann ist Ihr Hauptgewinn – Ihre (Rauch-)Freiheit – zum Greifen nah. Der Zeitpunkt der letzten Zigarette rückt also näher. Idealerweise werden Sie diese im Lauf des heutigen Tages oder Abends rauchen und sich dann auf Ihren ersten Tag im neuen, rauchfreien Leben vorbereiten.

4.7 Vorbereitung auf Ihren ersten rauchfreien Tag

- **Überlegungen**

Bevor Sie sich konkret vorbereiten, gehen wir nochmals wie bei einer Checkliste die wichtigsten Fragen vor dem Rauchstopp durch.

- ■ **Wie halte ich die Wichtigkeit aufrecht?**

Wenn man eine Bergtour unternimmt, muss man nicht nur zu Beginn wissen, warum man diesen Gipfel überhaupt erklimmen möchte, sondern sich diese Grundmotivation auch zwischendurch auf dem Weg immer wieder klar machen. Nehmen Sie also bitte immer wieder Ihre Top 3 in die Hand oder kramen Sie diese zumindest gedanklich hervor. Vielleicht stecken Sie eine Kopie davon in den Geldbeutel, hängen sich einen Zettel an den Badezimmerspiegel, die Kaffeemaschine, die Balkontüre und an den PC, damit Sie an Ihre Kernmotivation, an Ihre Gründe, warum Sie nicht mehr rauchen möchten, immer wieder erinnert werden. Den Zwang, rauchen zu müssen, aufzugeben und die Freiheit zurückzugewinnen, sind sicherlich zwei der wichtigsten und schönsten Gründe für das Aufhören.

Zweifeln und Jammern Sie nicht. Sie steuern auf etwas Tolles, Wichtiges und Großartiges zu, auf das Sie sich freuen können. Mit der richtigen inneren Einstellung werden Sie nie wieder eine Zigarette rauchen wollen. Sie werden nach dem Rauchstopp stolz auf sich sein und neue Kraft und neues Selbstvertrauen getankt haben. Feiern Sie sich dafür und holen Sie sich Lob und Anerkennung von Freunden, Bekannten und von der Familie.

- ■ **Was mache ich bei Rauchimpuls?**

Der Rauchimpuls kommt in den ersten Tagen regelmäßig. Was passiert aber Schlimmes, wenn Sie dem Impuls nicht nachgeben? Ein Gefühl der Leere? Unruhe, Nervosität? Was dagegen war Ihr Worst-Case-Szenario, wenn Sie weiterrauchen: krank werden, schlecht Luft bekommen, frühzeitig sterben? Was genau sollte Ihnen der eine Zug an der Zigarette oder »die eine« geraucht Zigarette denn bringen, was Sie nicht auch mit anderen Dingen erreichen können? Warum sollten Sie jemals wieder giftigen Rauch in die Lungen atmen?

Denken Sie bei einem wahrnehmbaren Rauchimpuls immer an die »4A-Strategien« – Abwarten, Atmen, Ablenken, Abhauen – und trainieren Sie Ihre persönlichen Verhaltensalternativen. Sie werden sehen, Impulshäufigkeit und Impulsstärke nehmen nach wenigen Tagen bereits merklich ab. Ändern Sie Ihre Rituale und gehen Sie neue Wege. Denken Sie daran: Der Rauchimpuls vergeht wieder! Kein Mensch wird Sie zwingen können, jemals wieder eine Zigarette zu rauchen!

▪ ▪ Warum soll ich mich für das Nichtrauchen belohnen?

Unser Gehirn lernt über das Belohnungssystem neues Verhalten leichter und schneller. Gönnen Sie sich Dinge, die Ihnen gut tun, bei denen Sie sich wohlfühlen. Insbesondere die Alltagsbelohnungen nach einem weiteren rauchfreien Tag sind wichtig. Ihnen und Ihrem Gehirn wird das gut tun.

▪ ▪ Wie vermeide ich eine Gewichtszunahme?

Achten Sie auf eine gesunde und ausgewogene Ernährung. Essen Sie langsam und kauen Sie bewusst. Eine Vorspeise mit zeitlichem Abstand zum Hauptgang wirkt als Hungerbremse. Trinken Sie viel Wasser und ungesüßten Tee. Zuckerfreie Kaugummis und Bonbons beschäftigen den Mund und helfen gegen Hungergefühl.

Steigern Sie Ihre Aktivität, gehen Sie häufiger und länger spazieren oder zum Sport. Suchen Sie sich jemanden, mit dem Sie Ihre Aktivität gemeinsam machen können. Nutzen Sie im Alltag jede Bewegungsmöglichkeit (Treppenhaus statt Aufzug, Gehen oder Radfahren statt Auto, eine Station früher aussteigen etc.).

▪ ▪ Was hilft mir bei Entzugssymptomen?

Sollten Entzugssymptome auftreten, können Sie diese mit einem persönlichen Wohlfühlprogramm abmildern. Achten Sie auf sich: ausreichend Schlaf, gesunde und regelmäßige Ernährung, genügend Flüssigkeit, Ruhepausen und Entspannung und vor allem: bewegen, bewegen, bewegen. Reicht dies noch nicht aus, können Ihnen die vorgestellten Medikamente in den ersten Wochen helfen, das Rauchverlangen zu erleichtern bzw. zu unterdrücken und somit den Kopf für das Verhaltenstraining frei zu bekommen. Fragen Sie bezüglich der Medikamente bitte einen erfahrenen Arzt oder Apotheker.

▪ ▪ Soll ich reduzieren oder abrupt aufhören?

Beide Methoden funktionieren. Für manche Raucher ist es notwendig, vor dem endgültigen Aufhören zunächst die Zahl der Zigaretten zu reduzieren, quasi um die »Absprunghöhe« zu vermindern. Doch auch bei der Reduktionsmethode kommt der Zeitpunkt des Rauchstopps. Vergessen »Reduzierer« diesen, wird sich erfahrungsgemäß die Zahl der gerauchten Zigaretten wieder erhöhen. In der Regel haben Sie bereits vor dem oder beim Lesen des Buches die Zigarettenzahl etwas reduziert. Also bleibt jetzt nur noch der Absprung in Ihr rauchfreies Leben.

▪▪ Wann ist der »ideale« Aufhörtag?

Eigentlich gibt es den »idealen« Aufhörtag aus Sicht des Rauchers ja nicht. Sie haben jahrelang auf den idealen Tag gewartet oder ihn bewusst aufgeschoben. Raucher kennen mindestens 1000 Gründe, warum gerade jetzt nicht der ideale Tag ist: zu viel Stress im Job, zu viel Stress zu Hause, der Urlaub kommt, und ich will ihn meiner Familie nicht durch meine Laune verderben, die Schwiegermutter hat sich einquartiert oder eben auch: zu wenig Stress im Job, zu viel Langeweile zu Hause, der Urlaub kommt, und es ist doch »gechillt«, am Strand mit einem Cocktail in der Hand eine zu rauchen, die Schwiegermutter hat ihr Kommen abgesagt, und uns fehlt die Unterstützung …

Erich Kästner sagte: »Es gibt nichts Gutes, außer man tut es.« Er hat das wohl eher allgemein-philosophisch gemeint, aber es trifft für das Aufhören ideal zu. Warum sollten Sie sich weiterhin vergiften und Ihren Körper weiter schädigen? Sie haben sich optimal auf den Absprung vorbereitet und können sich auf Ihr rauchfreies Leben freuen. Sie gewinnen nur.

▪▪ Soll ich den Rauchstopp bekannt geben oder geheimhalten?

Beim Geheimhalten möchten Raucher sich meist noch eine Hintertüre offenhalten: wenn es keiner weiß, ist die Schmach nicht so groß, wenn es doch nicht klappen sollte. Wir raten deshalb zur Bekanntgabe. Zum einen erhöht dies die Schwelle für einen Rückfall. Auf der anderen Seite können Sie sich sehr viel Unterstützung, Anerkennung und Lob von Ihnen nahestehenden Personen holen. Eine Bergtour macht in der Gruppe ja auch mehr Spaß als alleine. Überlegen Sie sich also, wer Sie beim Aufhören positiv unterstützen kann, und geben Sie Ihren Rauchstopp dann selektiv bekannt. Sollte Ihnen übrigens jemand eine Zigarette anbieten, haben Sie allen Grund mit Stolz zu sagen: »Nein, danke. Ich rauche nicht mehr!«

▪▪ Freunde können helfen – auch virtuell

Neben Anerkennung und Lob können Freunde Ihnen beim Rauchstopp helfen: als Ansprechpartner an schlechten Tagen, als Schulter zum Ausweinen, als »Mitläufer« beim Spaziergang oder beim Joggen, als Telefonhotline, wenn der Impuls stark wird etc.

Freunde können aber auch den »Aufpasser« geben, wenn Sie z. B. auf eine Party oder in die Kneipe gehen möchten. Vereinbaren Sie, dass der entsprechende Freund darauf achtet, dass Sie in ausgelassener Stimmung nicht doch wieder zur Zigarette greifen.

In manchen Städten gibt es mittlerweile auch Selbsthilfegruppen ehemaliger Raucher, an die Sie sich jederzeit wenden können. Und auch virtuelle »Freunde« in Foren oder Chat-Gruppen bieten eine gute Unterstützung beim Aufhören.

▪▪ Wie verhalte ich mich in Risikosituationen?

Wo kann es für Sie in den nächsten Tagen eng werden? Sie kennen Ihre persönlichen Risikosituationen am besten. Je besser Sie sich auf solche Situationen vorbereiten, desto weniger kann Ihnen passieren.

Also überlegen Sie für jede dieser Situationen eine Strategie, wie Sie vorgehen, was Sie sagen und welche Alternativen Sie anwenden wollen, um nicht wieder zuzugreifen. Folgendes Beispiel soll dies verdeutlichen:

Beispiel einer Risikosituation
Situation: Arbeitskollegen fragen nach einer Raucherpause
Mögliche Strategien:
- Ich sage: »Nein danke, ich rauche nicht mehr.«
- Ich mache eine gesunde Nichtraucherpause (etwas trinken, etwas essen, Bewegung, die Sonne genießen, einen Nichtraucherbereich aufsuchen, mit Nichtrauchern reden).
- Ich gehe die Hände und das Gesicht waschen.
- Ich nehme einen Kaugummi/ein Bonbon (zuckerfrei!).
- Ich trinke ein Glas Wasser.
- Ich rieche an der Raucherdose.
- Ich mache ein PC- oder Handyspiel.
- Ich löse ein Rätsel/Sudoku.
- …

▪ ▪ Kann ich nicht ab und zu wieder einmal »Eine« rauchen?

Diese Frage möchten wir gleich mit einer Gegenfrage beantworten: Warum sollten Sie das denn tun wollen? Sie würden wieder mehrere tausend chemische Giftstoffe in den Körper inhalieren, die dort nichts zu suchen haben, womöglich würden Sie wieder husten, und es würde Ihnen schwindelig wie damals bei der allerersten Zigarette. Was sollte Ihnen die Zigarette denn bringen? Coolness beweisen? Langeweile beseitigen? Ärger und Wut herunterkochen? Sie haben für alle diese Dinge doch viele Alternativen, die zudem noch wesentlich gesünder sind!

Darüber hinaus möchten wir Ihnen etwas zum Suchtgedächtnis erläutern (◻ Abb. 4.6). Ihr Gehirn hat während des Rauchens viele Nervenverbindungen (Synapsen) geknüpft, da die beteiligten Hirnregionen ja häufig miteinander kommuniziert haben. Nach dem Rauchstopp werden diese Synapsen allmählich wieder abgebaut, das dauert aber ca. 8–12 Wochen. Ihr Gehirn wird sich allerdings für immer merken, dass dort einmal eine »Datenautobahn« vorhanden war, und wenn Sie dann wieder eine, zwei oder drei Zigaretten geraucht haben, wird diese Autobahn sehr schnell wieder reaktiviert, und die Nervenverbindungen werden wieder neu geknüpft. Das Risiko für einen Rückfall in das stinkige Raucherleben steigt also wieder an – und alles würde beginnen mit dem einen Zug oder der einen Zigarette. Uns persönlich wäre es das Risiko nicht wert.

▪ ▪ Was mache ich bei einem Ausrutscher?

Idealerweise schaffen Sie Ihre Bergtour bis zum Ziel, ohne zu stolpern, aber ein Ausrutscher kann selbst bei einer optimal geplanten und gut vorbereiteten Tour vorkommen. Ausrutscher wären es z. B., wenn Sie

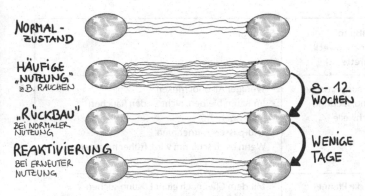

NORMAL-
ZUSTAND

HÄUFIGE
„NUTZUNG"
z.B. RAUCHEN

8- 12
WOCHEN

„RÜCKBAU"
BEI NORMALER
NUTZUNG

WENIGE
TAGE

REAKTIVIERUNG
BEI ERNEUTER
NUTZUNG

◘ **Abb. 4.6** Suchtgedächtnis. Ihr Gehirn hat durch das Rauchen viele
Nervenverbindungen geknüpft, die wie eine Datenautobahn funktionieren.
Nach dem Rauchstopp werden diese Verbindungen über ca. 8–12 Wochen
wieder auf eine normale Zahl reduziert, aber das Gehirn merkt sich genau, wo die
Datenautobahn einmal war und kann diese nach dem Wiederbeginn des Rauchens
innerhalb kurzer Zeit reaktivieren (Suchtgedächtnis)

in einer Stresssituation einmal eine oder auf einer Party in ausgelassener Stimmung ein paar Zigaretten geraucht hätten. Das reaktiviert zwar
wieder ein paar Nervenverbindungen im Suchtgedächtnis, ist aber noch
lange nicht das Ende Ihres rauchfreien Lebens. Viele Raucher verhalten
sich jedoch genau so: sie beginnen zu jammern und zu wehklagen, reden
sich ein, sie hätten gewusst, dass sie es wieder nicht schaffen würden,
und lassen sich vom erklommenen Berg wieder vollständig herunterrut-
schen, werden also wieder komplett rückfällig. Erfahrungsgemäß wird
es mehrere Jahre dauern, bis sie sich dann wieder zu einem nächsten
Aufhörversuch aufraffen können. Jammern Sie also nicht.

Die richtige und erfolgreiche Strategie nach einem Ausrutscher ist, sich
aufzurappeln und die wenigen Meter zum Berggipfel wieder hochzugehen.
Es sind vielleicht ein paar Tage erhöhter Aufmerksamkeit und Achtsamkeit
nötig. Nehmen Sie die Top-3-Karte wieder hervor. Planen Sie Ihre Alternativen, starten Sie Ihr Wohlfühlprogramm, belohnen Sie sich für jede nicht
gerauchte Zigarette, und der Ausrutscher wird folgenlos für Sie bleiben.

Gleichzeitig können Sie sich mithilfe des Ausrutschers, wenn er
schon da war, wappnen. Analysieren Sie die Situation, in der es zum
Ausrutscher kam, und planen Sie Strategien für ähnliche Situationen
in der Zukunft (◘ Abb. 4.7).

■ ■ **Wo bekomme ich Hilfe, wenn ich es alleine nicht schaffe?**
Wenn Sie beim Aufhören merken, dass es alleine schwieriger ist als
gedacht, oder wenn Sie rauchfrei werden, aber dann doch wieder
beginnen und Sie es sich dann alleine nicht mehr zutrauen, möchten
wir Sie bitten, sich persönliche und professionelle Unterstützung zu
holen. Ansprechpartner vor Ort können z. B. Ihr Hausarzt oder ein
Apotheker sein. Vielleicht kann auch Ihre Krankenkasse jemanden in
Ihrer Nähe benennen oder bietet sogar selbst Beratungsgespräche zur

Situation	Beschreibung (Emotionen, Zweck der Zigarette …)	Strategie
Party	Alkohol, ausgelassene Stimmung, niedrige Hemmschwelle	- Weniger Alkohol trinken - Im Raum bleiben, nicht zu den Rauchern hinausgehen - »Aufpasser« mitnehmen - Wenn es zu schlimm wird: früher heimgehen …
Ärger mit Chef	Wut, »in die Pfanne gehauen« worden sein	- Mit dem Chef nach einer Lösung suchen - Problem lösen, Fehler ausbügeln - Mit dem Chef über den Ärger sprechen - Mit Kollegen über den Ärger sprechen - Hinausgehen und laut schreien - Atemübung durchführen - Entspannungsübung durchführen - Treppen steigen, Spaziergang, Sport …
Tragen Sie hier Ihre Ausrutschsituation ein und planen Sie, was Sie beim nächsten Mal anders machen möchten:		
		- - - - - - - - -

▣ Abb. 4.7   Ausrutscher: Situationen und Vermeidungsstrategien

Tabakentwöhnung an. Auch Mitarbeiter von Suchtberatungsstellen sind entsprechend qualifiziert, mit Ihnen Strategien zu erarbeiten.

Im Internet können Sie über die Datenbank des Deutschen Krebsforschungszentrums, nach Postleitzahlen sortiert, nach Entwöhnungsexperten in Ihrer Nähe suchen (*www.anbieter-raucherberatung.de/*). Hier finden Sie auch die Nummern von Beratungstelefonen (*https:// www.dkfz.de/de/rauchertelefon/Telefonberatung.html*).

Eine weitere hilfreiche Seite ist auch die Rauchfrei-Seite der Bundeszentrale für gesundheitliche Aufklärung BZGA (*http://www.rauch-frei-info.de/*).

Den »Film zum Buch« finden Sie im Netz unter *www.nichtraucher-helden.de*. Das Online-Programm basiert auf den gleichen Grundlagen wie unser gemeinsamer Ratgeber und wurde ebenfalls von Dr. Rupp entwickelt.

Selbsthilfegruppen für ehemalige Raucher sind zwar noch nicht weit verbreitet, aber über die folgende Homepage können zumindest ein paar Informationen erhalten werden: *http://www.shg-pool.de/rauchen-selbsthilfegruppen-52.htm*

4.8 Letzte Schritte zur Vorbereitung

Sie sind die obigen Fragen nochmals durchgegangen. Jetzt heißt es, allmählich die Schuhe für die Tour zu schnüren und den Rucksack aufzusetzen, und dann geht es los. Ein paar letzte Handgriffe sind noch notwendig. Wir haben hierfür am Ende dieses Abschnitts eine abschließende Checkliste für Sie zusammengestellt.

Sie werden heute idealerweise direkt im Anschluss an das Buchende, spätestens aber im Lauf des heutigen Tages oder am Abend, die letzte Zigarette rauchen und sich Ihren ersten rauchfreien Tag morgen möglichst genau überlegen. Bitte prüfen Sie heute insbesondere nach, dass keine geheimen Zigarettendepots mehr vorhanden sind. Checken Sie nochmals Ihre Jacken, Schubladen, Taschen, das Handschuhfach im Auto etc. Sie benötigen als Nichtraucher keine Zigaretten mehr, und Geheimdepots können Ihnen das rauchfreie Leben an manchen Tagen unnötig schwer machen. Warum also dieses Risiko nicht minimieren? Stellen Sie spätestens heute Abend auch den Aschenbecher weg – aus den Augen, aus dem Sinn. Packen Sie Ihr Feuerzeug in eine Küchenschublade. Sie werden es künftig noch für Kerzen benötigen, aber nicht mehr für das Anzünden von Zigaretten.

Haben Sie für morgen eingekauft? Wasser, Lieblingstee, Obst, Gemüse, Kaugummi, zuckerfreie Bonbons, Inhalierstift … Was haben Sie für morgen als Belohnung eingeplant?

Wenn Sie bis vor kurzem noch in der Wohnung geraucht haben, werden Sie rasch feststellen, dass die Wohnung, die Möbel und die Kleider nach kaltem Rauch stinken. Also kann eine weitere Ablenkstrategie in den nächsten Tagen das Waschen des Schrankinhaltes und das Putzen der Wohnung sein. Befreien Sie sich vom Tabakgestank, das tut doppelt gut.

Planen Sie bitte Ihren morgigen Tag möglichst detailliert. Eine genaue Planung erleichtert Ihnen den ersten bzw. die ersten rauchfreien Tage. Schreiben Sie auf, was Sie wann am ersten Tag Ihres rauchfreien Lebens machen möchten (❏ Abb. 4.8). Je konkreter und detaillierter Ihre Planung ist, desto weniger Leerlauf und Langeweile können aufkommen. Planen Sie im Lauf des Tages auch kleinere Belohnungen ein, Dinge die Ihnen gut tun.

Damit sind von unserer Seite alle Vorüberlegungen und Vorbereitungen abgeschlossen.

Mein erster rauchfreier Tag Bitte tragen Sie möglichst detailliert ein, was Sie genau wie lange machen werden. Je besser Sie planen, desto weniger Unvorhergesehenes kann Sie aus der Bahn werfen und desto weniger Langeweile kommt auf.	
0:00 Uhr	
0:30 Uhr	
1:00 Uhr	
1:30 Uhr	
2:00 Uhr	
2:30 Uhr	
3:00 Uhr	
3:30 Uhr	
4:00 Uhr	
4:30 Uhr	
5:00 Uhr	
5:30 Uhr	
6:00 Uhr	
6:30 Uhr	
7:00 Uhr	
7:30 Uhr	
8:00 Uhr	
8:30 Uhr	
9:00 Uhr	
9:30 Uhr	
10:00 Uhr	
10:30 Uhr	
11:00 Uhr	
11:30 Uhr	
12:00 Uhr	
12:30 Uhr	
13:00 Uhr	
13:30 Uhr	
14:00 Uhr	
14:30 Uhr	
15:00 Uhr	
15:30 Uhr	
16:00 Uhr	
16:30 Uhr	
17:00 Uhr	
17:30 Uhr	
18:00 Uhr	
18:30 Uhr	
19:00 Uhr	
19:30 Uhr	
20:00 Uhr	
20:30 Uhr	
21:00 Uhr	
21:30 Uhr	
22:00 Uhr	
22:30 Uhr	
23:00 Uhr	
23:30 Uhr	
24:00 Uhr	

▪ Abb. 4.8   Aktivitäten am ersten rauchfreien Tag

4.9 Die letzte Zigarette – eine Bilderreise zu mir selbst

Sie werden sich entweder direkt im Anschluss an das Buch, spätestens aber im Lauf des heutigen Tages oder am Abend mit der letzten Zigarette von Ihrem bisherigen Raucherleben verabschieden. Tun Sie dies ganz bewusst. Achten Sie während des Rauchens darauf, wie der inhalierte Rauch an den Schleimhäuten kratzt, wie ein leichter Hustenreiz aufkommt. Stellen Sie sich den Rauch mit den Tausenden chemischer Giftstoffe bildlich vor, ganz tief in Ihrer Lunge. Sehen Sie, wie sich Ihr Körper mithilfe von Entzündungszellen in den Atemwegen, in den Lungenbläschen gegen den Tabakrauch wehrt? Beim Ausatmen kratzt der

Motivation für den Rauchstopp ist vorhanden. Top-3-Karte liegt parat.	O
Rauchstopp wurde (selektiv) bekanntgegeben.	O
Alternativen nochmals durchgegangen. »Anstatt zu rauchen, werde ich …«	O
Einkäufe erledigt: Obst, Gemüse, Kaugummi, Bonbons, Wasserflaschen, Stressball …	O
Belohnungen sind eingeplant.	O
Wohlfühlprogramm gegen Entzug ist vorbereitet und geplant.	O
Bewegungs- und Sporteinheiten sind eingeplant.	O
Atmen ist geübt oder Entspannungsübungen sind gelernt.	O
Medikation ist besorgt, Einnahme hat schon begonnen.	O
Risikosituationen sind durchgespielt und Strategien vorbereitet.	O
Tagesplanung für morgen steht.	O
Letzte Zigarette ist geraucht.	O
Keine Zigaretten mehr vorhanden.	O
Aschenbecher und Feuerzeug sind weggepackt/entsorgt.	O
Auto, Schubladen, Taschen, Jacken sind auf »Restbestände« überprüft.	O

◻ **Abb. 4.9** Checkliste Rauchstopp

Rauch auch in der Nase und in den Augen. Die Finger, die Haare, die Kleider nehmen den Geruch von kaltem Rauch ein letztes Mal an. Beim Ausdrücken der Zigarette sehen Sie die schwarze Asche, den Dreck, der sich im Aschenbecher ansammelt. Lächeln Sie, denn Sie verlieren nichts durch das Aufhören, aber Sie gewinnen viel. Die Zigarette wird Ihr Leben nicht weiter diktieren, nicht mehr über Sie bestimmen und Ihren Körper nicht mehr schädigen. Sie sind ab sofort frei!

Vielleicht möchten Sie nach der letzten Zigarette den Mund ausspülen, die Zähne putzen oder eine Mundspüllösung nehmen? Vielleicht die Hände waschen oder duschen gehen? Waschen Sie sich das Raucherleben ab. Freuen Sie sich auf Ihr Leben als Nichtraucher. Wir gratulieren Ihnen zu diesem Schritt!

Sie werden in wenigen Wochen zurückblicken und denken: so schlimm war es gar nicht, warum habe ich es nicht schon viel eher getan? Vielleicht kommt auch der Gedanke auf: Was, ich habe wirklich einmal geraucht?

Seien Sie stolz auf sich und freuen Sie sich jeden Tag aufs Neue, dass Sie es geschafft haben. Genießen Sie die wiedergewonnene Freiheit.

Gehen Sie zum Abschluss des heutigen Tages nochmals folgende Checkliste (◼ Abb. 4.9) durch:

Herzlich willkommen in Ihrem rauchfreien Leben!

Serviceteil

© Springer-Verlag GmbH Deutschland 2017
A. Rupp, M. Kreuter, *Rauchstopp*,
DOI 10.1007/978-3-662-54035-0

Anhang 1: Antwortsammlungen

Im Folgenden finden Sie die umfangreichen Antwortsammlungen, die wir von Rauchern in Einzelberatungen und Gruppenkursen erhalten haben. Lesen Sie diese Sammlungen nach den einzelnen Arbeitsschritten durch und übertragen Sie Punkte aus der Sammlung, die für Sie persönlich auch zutreffen, in Ihre eigene Liste. Die Dateien finden Sie auch zum Download unter: *http://extras.springer.com/2017/978-3-662-5404-3*.

- **Antwortsammlung zu den positiven Seiten des Rauchens (▶ Abschn. 4.1)**

- **Antwortsammlung zu Hindernissen und Schwierigkeiten beim Aufhören (▶ Abschn. 4.1)**

- **Antwortsammlung zu den negativen Seiten des Rauchens (▶ Abschn. 4.1)**

- **Antwortsammlung zu den positiven Veränderungen nach dem Rauchstopp (▶ Abschn. 4.1)**

- **Antwortsammlung zu Verhaltensalternativen (▶ Abschn. 4.2)**

- **Antwortsammlung Belohnung (▶ Abschn. 4.3)**

Wobei hilft mir das Rauchen, was finde ich selbst positiv am Rauchen?

- Ich nehme mir eine Auszeit und mache Pause.
- Ich kann mich zurückziehen, mit abschotten, Distanz zu Dingen oder Personen schaffen.
- Raucher sind gesellig und kommunikativ, es hilft mir, Kontakte schneller aufzubauen, mich mit meinen Kollegen auszutauschen.
- Es schafft für mich ein Gefühl, dazuzugehören.
- Es fördert meine Kreativität, die besten Ideen kommen mir beim Rauchen.
- Es hilft mir, Stress, Ärger und Wut abzubauen.
- Es beruhigt und entspannt mich.
- Es schafft mir ein Gefühl der (Ersatz-)Befriedigung.
- Ich kann mich nach dem Rauchen besser konzentrieren.
- Meine Hände sind beschäftigt.
- Der ganze Rauchvorgang wird von mir bewusst zelebriert.
- Es ist für mich ein Genuss (z. B. die erste Zigarette am Morgen, die letzte am Abend, die Zigarette zum Kaffee, zum Bier).
- Rauchen ist eine eingeschliffene Gewohnheit, ein Ritual in vielen Situationen.
- Ich finde das Rauchen ästhetisch.
- Es hilft mir, Zeit zu überbrücken, gegen Langeweile.
- Zigaretten sind für mich eine Belohnung und lösen ein Zufriedenheits- oder Glücksgefühl aus.
- Es unterstützt mein Selbstbild vom Frei- und ein bisschen Wild-Sein.
- Ich kann mich daran festhalten, wenn ich nervös oder unsicher bin.
- Ich genieße es, zum Rauchen hinauszugehen und frische Luft tief einzuatmen.
- Rauchen hält mich wach, putscht mich auf.
- Die Zigarette mindert mein Hungergefühl und verhindert eine Gewichtszunahme.
- Ich kann nach dem Rauchen immer gut auf Toilette gehen, die Verdauung stimmt dann.
- Raucher sind Freigeister, sind unkonventionell und etwas rebellisch.
- Rauchen verstärkt meine positiven Emotionen, stellt quasi die »Krönung« von schönen Dingen dar.
- Ich kann unangenehme Dinge hinausschieben/verzögern, indem ich davor noch eine rauche.
- Die Zigarette bessert meine Stimmung, wenn ich schlecht drauf (»down«) bin.
- Rauchen hilft mir gegen das Gefühl der Einsamkeit.
- Rauchen lindert meine Entzugssymptome, wenn ich zu lange nicht geraucht habe.
- Die Zigarette ist ein treuer und verlässlicher Begleiter für mich.
- Rauchen taktet mich, bringt eine Regelmäßigkeit in meinen Tagesablauf.
- Die Zigarette hilft mir beim Problemlösen/ Probleme wälzen.
- Rauchen hilft mir dabei, nicht alt und klapprig werden zu müssen.

Hindernisse beim Aufhören, welche Schwierigkeiten erwarte ich?

- Ich werde nervös und unruhig.
- Ich bin schneller genervt, bekomme schlechte Laune.
- Ich werde aggressiv.
- Meine Konzentration wird schlechter.
- Es gibt viele Raucher um mich herum, mein Partner/meine Partnerin raucht (Raucherumfeld). Ständig werde ich zum Rauchen animiert.
- Ich befürchte vermehrtes Hungergefühl als Ersatzbefriedigung und dadurch eine Gewichtszunahme.
- Es entsteht beim Aufhören ein starkes (sehr starkes) Rauchverlangen.
- Mir fehlen die Alternativen zum Rauchen, was soll ich stattdessen tun, z. B. wenn es mir langweilig ist?
- Die Angst, es nicht zu schaffen und wieder einzuknicken, lähmt mich.
- Ich habe Angst, zu versagen und von anderen ausgelacht zu werden.
- Ich befürchte Entzugssymptome.
- Mir würde etwas fehlen. Rauchen gehört eigentlich fest zu mir als Person, ist fester Teil meiner Persönlichkeit.
- Viele meiner Tagesrituale würden wegfallen. Ich müsste meinen bisherigen Tagesrhythmus ändern.
- Ich befürchte einen Verlust an Lebensqualität, ich rauche eigentlich gern.
- Die Zigaretten bleiben immer und überall verfügbar (Tankstelle, Supermarkt, Automaten …).
- Es ist eine starke Gewohnheit, die nicht so einfach beiseitegelegt werden kann.
- Mir würde der Informationsaustausch mit Kollegen in der Raucherecke fehlen.
- Ich habe die Befürchtung, eine Suchtverlagerung (Alkohol, Süßes …) zu betreiben.
- Die Verlustangst, es aufgeben zu müssen, nie wieder rauchen zu dürfen, treibt mich um.
- Keine Ahnung, was mir außer dem Rauchen bei Ärger oder Stress helfen kann.
- Ich möchte nicht zum »strickenden Spießer« werden.
- Es gibt immer irgendwelche Dinge, die das Aufhören zum aktuellen Zeitpunkt nicht »ideal« erscheinen lassen, daher schiebe ich es immer wieder auf.
- Es ist bequemer, nichts am bisherigen Verhalten zu ändern.
- Ich halte meinen Aufhörwillen für zu schwach bzw. mich generell für zu willensschwach.
- Ich habe Angst vor einem »ewigen Kampf« oder »ewigem Verlangen«, wenn ich aufgehört habe.
- Wenn man mir etwas verbietet, mache ich erst recht weiter.
- Ich zweifle immer wieder an meinem eigenen Entschluss (Engelchen und Teufelchen).
- Ich bin abhängig vom Rauchen, die Sucht ist bei mir stark ausgeprägt.
- Zum Bier/Wein/Cocktail schmeckt die Zigarette immer besonders gut, und nach dem zweiten/dritten Glas steigt die Gefahr enorm, wieder anzufangen.
- Meine Selbstlügen (»Ich könnte jederzeit aufhören«, »Ich bin doch so gesund, mir wird nichts passieren«) hindern mich am Aufhören.
- Ich verbinde das Rauchen mit einer inneren Freiheit, die ich dann aufgeben müsste.
- Mir würden die positiven Effekte/Seiten des Rauchens fehlen.

Negative Seiten des Rauchens, was stört mich?

- Meine Haare, meine Kleidung, meine Hände und mein Atem stinken nach Rauch.
- Mich stört der schlechte Geschmack im Mund und dass ich nach dem Rauchen ständig Kaugummi oder Bonbons nehmen muss.
- Ich bin ein schlechtes Vorbild für (meine) Kinder.
- Es kostet Jahr für Jahr viel Geld.
- Ich muss ständig dafür sorgen, ausreichend mit Zigaretten versorgt zu sein (Beschaffung/Vorratshaltung). Sind keine Zigaretten da, bekomme ich fast schon Panik.
- Meine Haut altert schneller, sieht schlechter aus.
- Es stört mich, abhängig von etwas zu sein, fremdbestimmt zu werden.
- Ich kann schlechter riechen und schmecken.
- Die Wohnung bzw. das Auto stinken nach Zigarettenrauch.
- Für das Rauchen »geht viel Zeit drauf«, es ist ein Zeitfresser.
- Ich habe Angst, irgendwann krank zu werden (Unterauswahl »besonders vor«: Herzinfarkt, Raucherbein, Schlaganfall, Lungenkrankheiten, Krebserkrankungen)
- Meine Zähne verfärben sich, mein Zahnfleisch zieht sich zurück (Parodontose).
- Es passt eigentlich gar nicht (mehr) zu mir und meinem Selbstbild.
- Ich bekomme schlechter/weniger Luft wegen des Rauchens.
- Beim Saubermachen fällt auf, dass die Wände, Tapeten, Möbel und Fenster in der Wohnung von einer gelben Schmutzschicht überzogen sind.
- Als Raucher fühle ich mich zunehmend sozial ausgegrenzt, nahezu geächtet.
- Rauchen schmeckt eigentlich gar nicht.
- Ich habe gelbe Finger vom Rauchen.
- Ich schäme mich vor mir selbst/vor anderen, dass ich rauche.
- Mich stören die Asche oder die Tabakkrümel, die überall herumliegen.
- Ich habe häufig oder (fast) immer Husten.
- Meine Kondition ist durch das Rauchen schlechter als bei einem vergleichbaren Nichtraucher.
- Volle Aschenbecher sind eklig und stinken.
- Allein die Tatsache, dass ich rauchen muss, der innere Zwang, stört mich.
- Der ganze Aufwand durch das Rauchen (Beschaffung, Vorrat, nach draußen gehen müssen etc.) stresst mich.
- Mein Umfeld, mein Partner/meine Partnerin, meine Familie sorgen sich um mich und stören sich am Rauchen.
- Ich habe einen schlechten Ruf als Raucher, gelte als willensschwach.
- Mich stört, dass ich ständig zum Rauchen hinausgehen muss.
- Ich verkürze meine Lebenszeit, sterbe früher als vergleichbare Nichtraucher.
- Ich belästige andere, wenn ich sie mit meinem Tabakrauch vollqualme.
- Raucherkneipen stinken ekelhaft.
- Ich gebe Geld für etwas aus, das schlecht schmeckt und mich letzten Endes krank macht (Selbstzerstörung).
- Ich ärgere mich über mich selbst, dass ich weiterrauche, obwohl es dafür keine guten Gründe gibt.
- Die Zigarette taktet mich, ich habe keine Kontrolle über das Rauchen.
- Das Rauchen frisst jeden Tag viel Zeit und unterbricht/stört meinen Tagesablauf.
- Ich fühle mich unruhig, nervös und reizbar, wenn ich längere Zeit nicht geraucht habe.
- Es ist ungesellig, hinauszugehen, wenn man mit anderen zusammensitzt.
- Mein Umfeld macht sich Sorgen um mich.
- Die vielen unnützen Zigaretten, die automatisch geraucht werden, ohne dass überhaupt Rauchdruck da ist, nerven mich.
- Ich habe Angst, im Rahmen von Erkrankungen eine lange Leidenszeit zu haben.

Positive Veränderungen nach dem Rauchstopp

- Ich bekomme wieder mehr Luft.
- Meine Haare, meine Kleidung und mein Atem stinken nicht mehr nach kaltem Rauch.
- Ich habe weniger oder keinen Husten mehr.
- Mein Körper reinigt sich. Dadurch bessert sich meine Gesundheit und mein Erkrankungsrisiko in der Zukunft wird kleiner.
- Ich kann wieder besser riechen und schmecken.
- Meine Haut verbessert sich und altert nicht mehr so schnell.
- Meine Leistungsfähigkeit und Kondition werden besser.
- Ich habe mehr Geld, kann das Geld für andere, sinnvollere Dinge ausgeben und finanziere nicht mehr den Staat durch die Tabaksteuern.
- Das Rauchverlangen fällt weg, ich muss nicht mehr rauchen müssen. Ich werde endlich frei sein.
- Ich muss mich nicht mehr zum Rauchen vor anderen verstecken und nicht mehr ständig hinausgehen.
- Meine Lebenszeit wird sich verlängern.
- Ich werde eine bessere Lebensqualität haben, v. a. wenn ich älter werde.
- Meine Familie/meine Freunde werden sich sehr freuen und stolz auf mich sein.
- Ich bin sehr stolz auf mich, wenn ich es geschafft habe. Mein Selbstwertgefühl wird besser.
- Mein schlechtes Gewissen mir selbst gegenüber oder meiner Familie/meinen Freunden gegenüber wird weg sein.
- Das ewige Genörgel meines Partners über mein Rauchen fällt endlich weg.
- Ich erhalte wieder die vollständige Kontrolle über mein Verhalten zurück.
- Mein Körper und mein Kopf fühlen sich insgesamt besser, mein Wohlbefinden und meine Lebensqualität steigen. Ich fühle mich erholter und positiver.
- Ich gewinne jeden Tag mehr freie Zeit für andere Dinge (für mich, Freunde, Familie, meine Kinder/Enkelkinder).
- Der Beweis an Willenskraft gibt mir positive Energie auch für andere Dinge im Leben.
- Ich bekomme wieder mehr Küsse von meinem Partner/meiner Partnerin.
- Mein Stresspegel sinkt, ich bin nicht mehr so getrieben, werde ruhiger und ausgeglichener.
- Ich muss mich nicht ständig um genug Kleingeld, um Nachschub und Vorrat kümmern.
- Der Kopf ist wieder frei, muss nicht ständig an das Rauchen denken, und ich kann mich besser konzentrieren.
- Ich kann mir tolle Belohnungen für das Nichtrauchen leisten.
- Nichtrauchen passt besser zu mir und meinem sonst eigentlich gesunden Lebensstil.
- Als Nichtraucher bin ich eigentlich der wahre Held. Nichtraucher haben einfach ein besseres Image.
- Ich werde ein besseres Vorbild für andere und insbesondere für Kinder sein.
- Ich muss meinen Tagesablauf nicht ständig unterbrechen, um rauchen zu müssen.
- Es wird keine Brandlöcher mehr in Möbeln oder in der Kleidung geben.

Verhaltensänderung

Anstatt zu rauchen werde ich …

Motivation hoch halten

... meine Motivationskarte (Top 3) lesen

... an der Raucherdose riechen (Erläuterung: eine Raucherdose ist ein verschließbares kleines Gefäß, in welchem sich Asche und Zigarettenstummel befinden; Riechen daran löst auch bei hartgesottenen Rauchern ein Ekelgefühl aus)

... ein Glas mit Zigaretten (und darin evtl. zusätzlich Wasser) betrachten

... mir ein Foto eines übervollen Aschenbechers am PC anschauen oder die Schockbilder auf der Zigarettenschachtel betrachten

... plastinierte gerauchte Zigaretten betrachten

Rituale ändern

... mein Morgenritual ändern (länger schlafen, zuerst ins Bad gehen, den Kaffee im Wohnzimmer statt in der Küche trinken, überhaupt einmal etwas frühstücken …)

... eine Haltestelle früher aus dem Bus oder der Stadtbahn steigen und den restlichen Weg zu Fuß gehen

... unbekannte Wege oder Strecken einschlagen

... gleich zur Arbeit hineingehen und nicht noch vor dem Haus eine rauchen

... eine Nichtraucherpause machen (nichts tun, entspannen, reden, Zeitung lesen, etwas Gesundes essen, Wasser, Tee, Kaffee trinken, Sonne und frische Luft genießen, um den Block gehen etc.)

... in den Nichtraucherbereich gehen

Entspannen, Wohlfühlen, Körperpflege

... nichts tun, mich entspannen

... mich ausruhen, einen Erholungsschlaf machen

... Entspannungsübungen machen (z. B. Muskelrelaxation nach Jacobson, autogenes Training)

... eine Achtsamkeitsübung durchführen (Atmen, Essen, Beobachten, bewusstes Gehen)

... schöne Düfte einatmen (Parfum, Duftöl, frische Blumen – zusammen mit der Atemübung)

... einen Inhalierstift benutzen

... an schöne Dinge denken (nächster Urlaub, Strand, Blumenwiese)

... den nächsten Ausflug oder Urlaub planen

... an das offene Fenster gehen, tief durchatmen

... die Natur bewusst erleben (Spaziergang, frische Luft, Gerüche, Tiere, Sonne)

... meine Umgebung (Natur, Menschen, Tiere) genau beobachten

... meine Fußsohlen über einen Igelball rollen

... mich massieren lassen oder jemanden massieren

... gleich nach dem Essen die Zähne putzen

... zwischendurch eine Mundspüllösung verwenden

... meine Hände oder mein Gesicht mit warmem (oder kaltem) Wasser waschen

... mir ein warmes Handtuch auf das Gesicht legen (Mini-Wellness)

... mich duschen oder in die Badewanne legen

... meine Finger- oder Fußnägel pflegen

... mich schminken

... mich um meine Haare kümmern

Bewegung und Sport

... den Raum verlassen, woanders hingehen

... vom Schreibtisch aufstehen, mich strecken

... Gymnastik oder Dehnübungen machen

... Tischliegestütze oder Kniebeugen machen

... im Treppenhaus hinauf und hinunter gehen (gerne auch mehrmals)

... um den Block gehen

... einen längeren Spaziergang machen

... die Treppe statt den Aufzug nehmen

... Sport machen (Fahrrad fahren, Walking, Joggen, Crosstrainer, Inlineskaten, Fitnessstudio etc.)

Essen und Trinken

- ··· Wasser, Tee oder Saft trinken (z. B. exotische Säfte ausprobieren oder einen alkoholfreien Cocktail, Obst-Shake, Smoothie mixen)
- ··· etwas Frisches zum Essen einkaufen
- ··· ein gutes Essen zubereiten
- ··· backen
- ··· Obst oder Gemüse essen (bewusst und lange, auf den Geschmack achten)
- ··· exotische Früchte ausprobieren, die ich bisher nicht kannte
- ··· einen Kaugummi kauen oder ein Bonbon lutschen
- ··· frischen Ingwer kauen
- ··· auf einem Zahnstocher kauen, einen Lolli lutschen
- ··· schön Abendessen gehen
- ··· ein tolles Glas Wein trinken
- ··· Alkohol verdünnt trinken (»Schorle statt Volle«)

Ablenken und Aktivität

- ··· mit jemandem telefonieren
- ··· mich mit einem Freund, einer Freundin, einem Arbeitskollegen treffen (auch Nichtraucher treffen, ggf. Treffen in einem Nichtraucherbereich organisieren)
- ··· ein Buch oder eine Zeitung lesen
- ··· Musik oder ein Hörbuch hören
- ··· selbst Musik machen
- ··· singen, in den Chor gehen
- ··· einen Brief oder eine Mail schreiben
- ··· eine Geschichte oder ein Gedicht schreiben
- ··· auf meine Nichtraucher-APP schauen
- ··· am PC, Handy oder Tablet spielen
- ··· ein Rätsel oder Sudoku lösen
- ··· puzzeln
- ··· ein Brett- oder Gesellschaftsspiel spielen oder Karten legen
- ··· mit meinen Kindern spielen
- ··· einen Ausflug planen/machen
- ··· mich um mein Haustier kümmern, mit ihm spielen
- ··· einen Stadtbummel machen, einkaufen (shoppen)
- ··· meine Wohnung aufräumen
- ··· Hausarbeit erledigen (Blumen gießen, Abwasch, Fenster, Putzen, Bügeln, Wäsche zusammenlegen)
- ··· Unerledigtes erledigen (z.B. die »ewige« Schublade aufräumen)
- ··· Dinge in Zukunft gleich erledigen, ohne vorher noch eine zu rauchen
- ··· Fotos, Fotoalben betrachten
- ··· ein Fotobuch erstellen
- ··· im Garten arbeiten
- ··· etwas reparieren
- ··· mich handwerklich betätigen (z. B. mit Holz)
- ··· malen, künstlerisch aktiv sein (z. B. auch modellieren, fotografieren)
- ··· basteln
- ··· handarbeiten (Stricken, Häkeln, Sticken etc.)
- ··· eine neue Fremdsprache lernen, meine Vokabeln pauken
- ··· auf die Toilette gehen
- ··· ein Konzert besuchen (klassisch, Pop-/Rock-), ins Theater, Musical oder Kino gehen
- ··· in die Disco gehen
- ··· tanzen gehen
- ··· meine Hände beschäftigen (z. B. mit einem Handschmeichler, Stressball, Igelball, auf Papier kritzeln, Knoten binden)
- ··· abends gleich den Rollladen herunter lassen, damit ich nicht mehr auf die Terrasse oder den Balkon gehe
- ··· fernsehen, eine DVD anschauen
- ··· ein Hobby pflegen (welche Hobbys hatten Sie früher?)
- ··· _____

Mögliche Belohnungen

Berge	Auf dem Markt einkaufen
Strand und Meer (oder See)	Gutes Essen selbst kochen
Sonst irgendwo:_____	Mit Freunden kochen
	Tolles Abendessen erhalten
Einsame Hütte	Tolles Frühstücksbüffet vorfinden
Zelten in der Natur	Gutes Glas Wein trinken
Wohlfühlhotel	Weinprobe
Lange schlafen	Klassisches Konzert
Im Pyjama herumlümmeln	Pop-/Rockkonzert
Nichtstun, faulenzen	Disco
Mich um nichts kümmern müssen (Haushalt, Essen, Kinderbetreuung etc.)	Tanzen gehen
	Theater, Ballett, Oper, Musical besuchen
Kein Stress	Kino (mit Freunden Kino anmieten)
Entspannen, Yoga	
Ein Buch lesen	Städtetour (Berlin, London, New York …)
Sonne im Liegestuhl genießen	Shopping-Tour
	Museum, Ausstellung besuchen
Schwimmen	
Sauna, Dampfbad	Wunschauto, -vespa, oder -motorrad ausleihen und eine Wochenendtour damit machen
Massage erhalten	
Gesichtsbehandlung erhalten	Tier ausleihen und ausführen
Kosmetik	Fernsehen
Maniküre, Pediküre	Zeitung in aller Ruhe lesen
	Rätsel lösen
Spazierengehen (Berge oder Strand)	Puzzeln
Wanderung, Naturtrip	Malen, Malbücher ausmalen
Sport machen (Fahrrad, Walking, Joggen, Crosstrainer, Klettern …)	Basteln
	Familie genießen
Segeltour, Kanu fahren	Freunde genießen
Angeln	Theater spielen
Action (Bungeejumping, Tandemsprung, Heli-Ski fahren, Gleitschirmfliegen, Heißluftballon)	Männer-oder Frauenabend
	Sex oder kein Sex
Sportereignis besuchen (Fußball, Formel 1 …)	Gesellschaftsspiel spielen
Freizeitpark besuchen	Zugfahrt (Dampfeisenbahn, Glacier-Express, Orientexpress)
	Eine Tausend-Wünsche-Liste erstellen
Lagerfeuer, Grillen	
Kaminfeuer	

Anhang 2: Kopiervorlagen

Wir haben für Sie noch einmal alle im Buch verwendeten Ausfüllbögen als Kopiervorlage zusammengestellt. Die Dateien finden Sie auch zum Download unter: *http://extras.springer.com/2017/978-3-662-5404-3*.

- **Kapitel 1**

■■ **Standortbestimmung zum Gesundheitsverhalten (◘ Abb. 1.1)**
Bitte führen Sie eine Standortbestimmung zu Ihrem persönlichen Gesundheitsverhalten durch. Kreuzen Sie an, wo Sie sich im Moment bei den einzelnen Punkten sehen. Machen Sie das Kreuz am besten an der Stelle, die Ihnen zuerst in den Sinn kommt, sie ist erfahrungsgemäß die »richtige«.

■■ **Meine zukünftigen Gesundheitsstrategien (▶ Abschn. 1.3)**

■■ **Meine persönlichen Ressourcen (◘ Abb. 1.2)**
Lassen Sie uns betrachten, welche Ressourcen Sie für das Aufhören nutzen können. Kreuzen Sie bitte in den beiden nachfolgenden Listen an, was für Sie und was für Ihr Umfeld zutrifft. Beginnen Sie mit den Persönlichkeitseigenschaften. Welche treffen auf Sie zu?

■■ **Ressourcen in meinem Umfeld (◘ Abb. 1.3)**
Wie sieht es in Bezug auf Unterstützung in Ihrem Umfeld aus? Bitte kreuzen Sie auch hier wieder die Dinge an, die für Sie zutreffen.

■■ **Selbstbeobachtung an Wochen-/Arbeitstagen (◘ Abb. 1.4)**
Bitte beobachten Sie sich und Ihr Rauchverhalten einen Tag lang detailliert. Bitte notieren Sie einen Tag lang, wann und in welcher Situation Sie mit welcher Stimmung wie viele Zigaretten rauchen. Am besten machen Sie die Eintragungen, **bevor** Sie sich die Zigarette anzünden.

■■ **Selbstbeoachtung am Wochenende (◘ Abb. 1.5)**
Dieser Bogen ist für eine Selbstbeobachtung am Wochenende gedacht. Bitte machen Sie die Eintragungen, **bevor** Sie sich die Zigarette anzünden.

■■ **Strichliste zur Selbstbeobachtung (◘ Abb. 1.6)**
Führen Sie die Selbstbeobachtung während der Lektüre des Buches mit einer einfachen Strichliste weiter fort. Auch hier machen Sie den jeweiligen Strich bitte, **bevor** Sie sich die Zigarette anzünden. Sie können die Strichliste zusammen mit einem kleinen Stift z. B. in die Hülle der Zigarettenschachtel stecken, dann haben Sie sie garantiert immer dabei.

Gesundheitsverhalten	Trifft überhaupt nicht zu	Trifft eher nicht zu	Trifft eher zu	Trifft voll und ganz zu
Ich schlafe meistens ausreichend lange.	O	O	O	O
Ich achte auf eine regelmäßige, gesunde und ausgewogene Ernährung.	O	O	O	O
Ich trinke jeden Tag genug Flüssigkeit (mindestens 1,5–3 l).	O	O	O	O
Ich bewege mich ausreichend und komme auf mindestens 10.000 Schritte pro Tag.	O	O	O	O
Ich bin ausgeglichen und habe ein gesundes Verhältnis von Anspannung und Entspannung.	O	O	O	O
Ich trinke an weniger als 5 Tagen pro Woche Alkohol und jeweils nicht mehr als 0,5 l Bier bzw. 0,25 l Wein (Frauen die Hälfte)	O	O	O	O

Um meine Gesundheit zu verbessern, werde ich in Zukunft:

O mehr/länger schlafen.

O auf eine gesunde und ausgewogene Ernährung achten.

O auf eine ausreichende Trinkmenge (1,5–3 l) achten.

O mich mehr bewegen (mind. 10.000 Schritte pro Tag).

O mehr Entspannungsphasen einführen.

O weniger Alkohol pro Tag/pro Woche trinken.

Persönlichkeitseigenschaften	Trifft zu	Trifft nicht zu
Ich bin vernünftig.	O	O
Ich habe eine positive, lebensbejahende Einstellung.	O	O
Ich bin glücklich.	O	O
Ich gehe Dinge organisiert und planvoll an.	O	O
Ich bin geduldig.	O	O
Ich bin offen für Neues.	O	O
Ich kann Dinge mit Ausdauer und Beharrlichkeit angehen.	O	O
Meine Gesundheit ist mir wichtig.	O	O
Getroffene Entscheidungen haben für mich Bestand.	O	O
Ich bin kreativ und einfallsreich.	O	O
Ich kann mich gut auf Dinge konzentrieren.	O	O
Ich bin ehrgeizig.	O	O
Meine generelle Einstellung ist hoffnungsvoll und optimistisch.	O	O
Bewegung ist wichtig für mich.	O	O
Ich bin mutig, traue mir etwas zu.	O	O
Ich bin verantwortungsbewusst und zuverlässig.	O	O
Ich arbeite zielgerichtet.	O	O
Ich bin sensibel.	O	O
Ich achte auf mich, bin achtsam.	O	O
Ich bin ein aktiver Mensch.	O	O
Ich bin intelligent, nicht dumm.	O	O

Ressourcen im sozialen Umfeld	Trifft zu	Trifft nicht zu
Ich habe Menschen, mit denen ich über Probleme reden kann, zu denen ich gehen kann, wenn ich nicht mehr weiter weiß.	○	○
Ich kenne Menschen in meinem Umfeld, die bereits mit dem Rauchen aufgehört haben.	○	○
Ich habe Vertrauen zu meinem Hausarzt.	○	○
Ich treffe mich regelmäßig mit anderen Menschen.	○	○
Wenn ich krank bin, kann jemand die Einkäufe für mich erledigen.	○	○
Ich weiß, wie und wo ich mir wichtige Informationen beschaffen kann.	○	○
Menschen in meinem Umfeld schenken mir positive Rückmeldung und Anerkennung.	○	○
Ich habe feste Termine für soziale Aktivitäten (Kunst, Kultur, Sport, Treffen etc.)	○	○
Meinen Freunden/Angehörigen ist es wichtig, meine Meinung zu bestimmten Dingen zu erfahren.	○	○
Es gibt Menschen, die zu mir halten, auch wenn ich Fehler mache.	○	○
Ich kann mir bei Bedarf Dinge von anderen ausleihen (z. B. Werkzeug, Lebensmittel).	○	○

Wann rauchen Sie an normalen Wochentagen/Arbeitstagen wie viele Zigaretten? Beschreiben Sie kurz die Situation und die Funktion jeder einzelnen Zigarette (z. B. Kaffee am Morgen – wach werden, Start in den Tag)		
Uhrzeit	Wochentag:	
	Beschreibung der Situation	Funktion der Zigarette
0:00 Uhr		
0:30 Uhr		
1:00 Uhr		
1:30 Uhr		
2:00 Uhr		
2:30 Uhr		
3:00 Uhr		
3:30 Uhr		
4:00 Uhr		
4:30 Uhr		
5:00 Uhr		
5:30 Uhr		
6:00 Uhr		
6:30 Uhr		
7:00 Uhr		
7:30 Uhr		
8:00 Uhr		
8:30 Uhr		
9:00 Uhr		
9:30 Uhr		
10:00 Uhr		
10:30 Uhr		
11:00 Uhr		
11:30 Uhr		
12:00 Uhr		
12:30 Uhr		
13:00 Uhr		
13:30 Uhr		
14:00 Uhr		
14:30 Uhr		
15:00 Uhr		
15:30 Uhr		
16:00 Uhr		
16:30 Uhr		
17:00 Uhr		
17:30 Uhr		
18:00 Uhr		
18:30 Uhr		
19:00 Uhr		
19:30 Uhr		
20:00 Uhr		
20:30 Uhr		
21:00 Uhr		
21:30 Uhr		
22:00 Uhr		
22:30 Uhr		
23:00 Uhr		
23:30 Uhr		
0:00 Uhr		

Uhrzeit	Wochentag	
	Beschreibung der Situation	Funktion der Zigarette
0:00 Uhr		
0:30 Uhr		
1:00 Uhr		
1:30 Uhr		
2:00 Uhr		
2:30 Uhr		
3:00 Uhr		
3:30 Uhr		
4:00 Uhr		
4:30 Uhr		
5:00 Uhr		
5:30 Uhr		
6:00 Uhr		
6:30 Uhr		
7:00 Uhr		
7:30 Uhr		
8:00 Uhr		
8:30 Uhr		
9:00 Uhr		
9:30 Uhr		
10:00 Uhr		
10:30 Uhr		
11:00 Uhr		
11:30 Uhr		
12:00 Uhr		
12:30 Uhr		
13:00 Uhr		
13:30 Uhr		
14:00 Uhr		
14:30 Uhr		
15:00 Uhr		
15:30 Uhr		
16:00 Uhr		
16:30 Uhr		
17:00 Uhr		
17:30 Uhr		
18:00 Uhr		
18:30 Uhr		
19:00 Uhr		
19:30 Uhr		
20:00 Uhr		
20:30 Uhr		
21:00 Uhr		
21:30 Uhr		
22:00 Uhr		
22:30 Uhr		
23:00 Uhr		
23:30 Uhr		
0:00 Uhr		

Wann rauchen Sie an Wochenenden wie viele Zigaretten?
Beschreiben Sie kurz die Situation und die Funktion jeder einzelnen Zigarette
(z. B. Kaffee am Morgen – wach werden, Start in den Tag)

Woche 1	Gerauchte Zigaretten	Tages-summe	Woche 2	Gerauchte Zigaretten	Tages-summe
Starttag: Mo Di Mi Do Fr Sa So Datum: _____			**Starttag:** Mo Di Mi Do Fr Sa So Datum: _____		
Tag 1			Tag 1		
Tag 2			Tag 2		
Tag 3			Tag 3		
Tag 4			Tag 4		
Tag 5			Tag 5		
Tag 6			Tag 6		
Tag 7			Tag 7		
Gesamtsumme Woche 1 =			Gesamtsumme Woche 2 =		
Durchschnitt Woche 1 =			Durchschnitt Woche 2 =		

- **Kapitel 3**

- **Fagerström-Test für Zigarettenabhängigkeit (FTCD)
  (▣ Abb. 3.3)**

Testen Sie Ihre Abhängigkeit durch das Ausfüllen des Fragebogens.
Zählen Sie bitte am Ende Ihre Punkte zusammen.

- **Ernährungs- und Aktivitätsprotokoll (▣ Abb. 3.8)**

Schreiben Sie möglichst genau auf, was Sie wann gegessen haben und
wann Sie wie lange körperlich aktiv waren. Vergessen Sie nicht das
Notieren kleiner »Snacks« zwischendurch.

Das Protokoll kann Ihnen helfen, bisherige Gewohnheiten besser
zu analysieren und dient im zeitlichen Verlauf der besseren Steuerung
einer möglichen Verhaltensänderung.

- **Kapitel 4**

- **Motivationskarten**

Sie können auf diese Karten nochmals Ihre Top 3-Gründe aufschreiben, warum Sie nicht mehr rauchen möchten. Kleben Sie diese Zettel
an verschiedene Orte, z. B. den Badezimmerspiegel, die Terrassentür,
den PC-Monitor, das Autolenkrad. Stecken Sie eine Motivationskarte
in den Geldbeutel und in die Hülle Ihrer Zigarettenpackung.

- **Verhaltensalternativen (▣ Abb. 4.3)**

Füllen Sie bitte die nachfolgende Liste mit Ihren Ideen und Verhaltensalternativen aus. Ergänzen Sie Ihren persönlichen Plan mit Punkten
aus der entsprechenden Antwortsammlung im ▶ Anhang 1, die für Sie
infrage kommen.

- **Belohnungen einsetzen**

Stellen Sie sich vor, Sie gewinnen in einem Preisausschreiben den 1.
Preis und dürfen ein komplettes (gerne auch verlängertes) Wochenende Ihrer Wahl gestalten; Geld spielt dabei keine Rolle, schließlich
ist es ja der Hauptgewinn. Was würden Sie an einem solchen Wochenende gerne machen? Wohin würden Sie gehen? Was wäre für Sie das
perfekte Wohlfühl-tu-Dir-gut-Entspannungs-Erlebnis-Wochenende? Schreiben Sie Ihre Ideen auf. Sollten Sie sich am Anfang mit
Ideen schwer tun, kann Ihnen wieder unsere Sammlung von Ideen im
▶ Anhang 1 helfen. Sie können auch Ihren Partner/Ihre Partnerin,
Ihre Familie oder Freunde und Bekannte nach deren Ideen für Belohnungen fragen.

1.	Wann rauchen Sie Ihre erste Zigarette nach dem Aufwachen?		
	Innerhalb von 5 min	○	3 Punkte
	Nach 6–30 min	○	2 Punkte
	Nach 31–60 min	○	1 Punkt
	Später als 60 min	○	0 Punkte
2.	Finden Sie es manchmal schwierig, auf das Rauchen an Orten zu verzichten, wo es verboten ist (z. B. in der Kirche, im Kino, in der Bücherei etc.)?		
	Ja	○	1 Punkt
	Nein	○	0 Punkte
3.	Auf welche Zigarette würden Sie am wenigsten verzichten wollen?		
	Die erste Zigarette am Morgen	○	1 Punkt
	Jede andere Zigarette	○	0 Punkte
4.	Wie viele Zigaretten rauchen Sie pro Tag?		
	≤ 10	○	0 Punkte
	11–20	○	1 Punkt
	21–30	○	2 Punkte
	≥ 31	○	3 Punkte
5.	Rauchen Sie in den ersten Stunden nach dem Aufstehen mehr als während des restlichen Tages?		
	Ja	○	1 Punkt
	Nein	○	0 Punkte
6.	Rauchen Sie auch, wenn Sie krank sind und den Tag im Bett verbringen müssen?		
	Ja	○	1 Punkt
	Nein	○	0 Punkte
	Summe:	_____	**Punkte**

0–3 Punkte: Leichte Abhängigigkeit
Beträgt Ihre Gesamtpunktzahl zwischen 0 und 3 Punkte, liegt eine leichte Abhängigkeit vor. Sie werden aller Voraussicht nach keine Medikamente benötigen.

4–6 Punkte: Mittelschwere Abhängigigkeit
Kommen Sie auf 4–6 Punkte, ist von einer mittelschweren Abhängigkeit auszugehen und Medikamente kommen durchaus für Sie in Betracht, sie sind aber noch kein Muss.

7–10 Punkte: Schwere Abhängigigkeit
Bei einer Punktzahl zwischen 7 und 10 liegt eine schwere Abhängigkeit vor. Hier empfehlen wir in aller Regel eine medikamentöse Unterstützung, um Ihnen den Ausstieg zu ermöglichen.

Uhrzeit	Ernährung	Aktivität
0:00 Uhr		
0:30 Uhr		
1:00 Uhr		
1:30 Uhr		
2:00 Uhr		
2:30 Uhr		
3:00 Uhr		
3:30 Uhr		
4:00 Uhr		
4:30 Uhr		
5:00 Uhr		
5:30 Uhr		
6:00 Uhr		
6:30 Uhr		
7:00 Uhr		
7:30 Uhr		
8:00 Uhr		
8:30 Uhr		
9:00 Uhr		
9:30 Uhr		
10:00 Uhr		
10:30 Uhr		
11:00 Uhr		
11:30 Uhr		
12:00 Uhr		
12:30 Uhr		
13:00 Uhr		
13:30 Uhr		
14:00 Uhr		
14:30 Uhr		
15:00 Uhr		
15:30 Uhr		
16:00 Uhr		
16:30 Uhr		
17:00 Uhr		
17:30 Uhr		
18:00 Uhr		
18:30 Uhr		
19:00 Uhr		
19:30 Uhr		
20:00 Uhr		
20:30 Uhr		
21:00 Uhr		
21:30 Uhr		
22:00 Uhr		
22:30 Uhr		
23:00 Uhr		
23:30 Uhr		
24:00 Uhr		

Meine Motivationskarte

Ich möchte nicht mehr rauchen, weil ...

1.

2.

3.

Meine Motivationskarte

Ich möchte nicht mehr rauchen, weil ...

1.

2.

3.

Meine Motivationskarte

Ich möchte nicht mehr rauchen, weil ...

1.

2.

3.

Meine Motivationskarte

Ich möchte nicht mehr rauchen, weil ...

1.

2.

3.

Was mache ich nach dem Rauchstopp in den jeweiligen Situationen anders?
Anstatt zu rauchen werde ich …
… nach dem Aufstehen, beim Morgenkaffee
… … … … … …
… beim Autofahren
… … … … … …
… beim Warten auf die Bahn oder den Bus
… … … … …
… in der Pause bei der Arbeit (Überlegen Sie sich hier bitte, wie eine »gesunde« Nichtraucherpause für Sie aussehen könnte.)
… … … … … …
… nach dem Mittagessen
… … … … … …
… wenn ich nach der Arbeit nach Hause komme
… … … … … …
…abends beim Fernsehen
… … … … … …

… wenn ich am Wochenende mit Freunden unterwegs bin
…
…
…
…
…
…

… in anderen Situationen
…
…
…
…
…
…
…

…
…
…
…
…
…

Ergänzen Sie bitte noch Ihre typischen Rauchsituationen und überlegen Sie, was Sie künftig tun können, anstatt zu rauchen.

An einem perfekten Wohlfühl-tu-Dir-gut-Entspannungs-Erlebnis-Wochenende würde ich gerne …

_____

_____

_____

_____

_____

_____

_____

_____

_____

▪ ▪ Bisherige Ernährungsgewohnheiten (◘ Abb. 4.4)

Die nachfolgende Tabelle soll Ihnen helfen, Ihre bisherigen Ernährungsgewohnheiten etwas näher zu beleuchten:

Was könnten Sie tun, um von der linken zur rechten Fragebogenhälfte zu gelangen?

Ich werde in Zukunft:

_____

_____

_____

_____

_____

▪ ▪ Aktivität (◘ Abb. 4.5)

Lassen Sie uns auch bzgl. Ihrer Aktivität eine kurze Bestandsaufnahme durchführen. Wo stehen Sie im Moment? Der nachfolgende Fragebogen hilft Ihnen, sich etwas besser einzuschätzen.

Bisherige Ernährungsgewohnheiten

Welche Ernährungsgewohnheiten treffen auf Sie zu?
Wie häufig nehmen Sie die unten aufgeführten Lebensmittel zu sich?

Bitte machen Sie pro Zeile **nur ein Kreuz** .

Obst/Gemüse	Gar nicht	Selten/wenig	Fast täglich	Täglich mehrmals
	O	O	O	O
Hülsenfrüchte	Gar nicht	Kaum/selten	Einmal pro Woche	Mehrmals pro Woche
	O	O	O	O
Vollkornprodukte	Gar nicht	Selten/wenig	Fast täglich	Täglich mehrmals
	O	O	O	O
Fleisch/Wurst	Täglich mehrmals	Fast täglich	Selten/wenig	Gar nicht
	O	O	O	O
Fisch	Gar nicht	Selten/wenig	Einmal pro Woche	Zweimal pro Woche
	O	O	O	O
Wasser trinken	Gar nicht	0,5 l pro Tag	1 l pro Tag	1,5 l pro Tag
	O	O	O	O
Alkohol trinken	Täglich mehrmals	Fast täglich	Selten/wenig	Gar nicht
	O	O	O	O
Zuckerhaltige Getränke	Täglich mehrmals	Fast täglich	Selten/wenig	Gar nicht
	O	O	O	O
Essgeschwindigkeit	Sehr schnell	Eher schnell	Eher langsam	Sehr langsam
	O	O	O	O
Kleine »Snacks« zwischendurch	Täglich mehrmals	Fast täglich	Selten/wenig	Gar nicht
	O	O	O	O
Fast Food	Täglich mehrmals	Fast täglich	Selten/wenig	Gar nicht
	O	O	O	O

Wie viele Kreuze haben Sie in der linken Tabellenhälfte gemacht?

_____ Kreuze in der linken Tabellenhälfte

Was könnten Sie tun , um von der linken zur rechten Fragebogen hälfte zu gelangen?

Wie viel Zeit pro Tag verbringen Sie mit ...?															
Tätigkeit	0 Min.	15 Min.	30 Min.	60 Min.	90 Min.	2 Std.	2,5 Std.	3 Std.	3,5 Std.	4 Std.	4,5 Std.	5 Std.	5,5 Std.	6 Std.	6,5 Std.	7 Std.
Fernsehen	O	O	O	O	O	O	O	O	O	O	O	O	O	O	O	O
Lesen	O	O	O	O	O	O	O	O	O	O	O	O	O	O	O	O
Essen	O	O	O	O	O	O	O	O	O	O	O	O	O	O	O	O
Aktivitäten im Sitzen	O	O	O	O	O	O	O	O	O	O	O	O	O	O	O	O
Computertätigkeiten	O	O	O	O	O	O	O	O	O	O	O	O	O	O	O	O
Sitzen ohne Aktivität	O	O	O	O	O	O	O	O	O	O	O	O	O	O	O	O
Hausarbeit	O	O	O	O	O	O	O	O	O	O	O	O	O	O	O	O
Spazierengehen	O	O	O	O	O	O	O	O	O	O	O	O	O	O	O	O
Walking	O	O	O	O	O	O	O	O	O	O	O	O	O	O	O	O
Fahrradfahren	O	O	O	O	O	O	O	O	O	O	O	O	O	O	O	O
Schwimmen	O	O	O	O	O	O	O	O	O	O	O	O	O	O	O	O
Sportliche Aktivität	O	O	O	O	O	O	O	O	O	O	O	O	O	O	O	O
Treppensteigen	O	O	O	O	O	O	O	O	O	O	O	O	O	O	O	O
Kraftübungen	O	O	O	O	O	O	O	O	O	O	O	O	O	O	O	O

Was können Sie tun, um in der oberen Fragebogenhälfte das Kreuzchen in Zukunft weiter links bzw. es in der unteren Hälfte zukünftig weiter rechts zu setzen?

In Zukunft werde ich:

_____

_____

_____

_____

_____

Wo können Sie bereits im Alltag mehr Aktivität einbauen? Treppen laufen statt mit dem Aufzug fahren? Zu Fuß gehen bzw. Fahrrad- statt Autofahren? Regelmäßig spazieren gehen?

Ich werde künftig im Alltag:

_____

_____

_____

_____

_____

▪ ▪ Ausrutscher analysieren (◨ Abb. 4.7)

Analysieren Sie die Situation, in der es zum Ausrutscher kam, und planen Sie Strategien für ähnliche Situationen in der Zukunft.

▪ ▪ Planung des ersten rauchfreien Tages (◨ Abb. 4.8)

Planen Sie bitte Ihren morgigen Tag möglichst detailliert. Eine genaue Planung erleichtert Ihnen den ersten bzw. die ersten rauchfreien Tage. Schreiben Sie auf, was Sie wann am ersten Tag Ihres rauchfreien Lebens machen möchten. Je konkreter und detaillierter Ihre Planung ist, desto weniger Leerlauf und Langeweile können aufkommen. Planen Sie im Lauf des Tages auch kleinere Belohnungen ein, Dinge die Ihnen gut tun.

▪ ▪ Checkliste Rauchstopp (◨ Abb. 4.9)

Gehen Sie zum Abschluss nochmals folgende Checkliste durch:

Situation	Beschreibung (Emotionen, Zweck der Zigarette ...)	Strategie
Party	Alkohol, ausgelassene Stimmung, niedrige Hemmschwelle	- Weniger Alkohol trinken - Im Raum bleiben, nicht zu den Rauchern hinausgehen - »Aufpasser« mitnehmen - Wenn es zu schlimm wird: früher heimgehen ...
Ärger mit Chef	Wut, » in die Pfanne gehauen« worden sein	- Mit dem Chef nach einer Lösung suchen - Problem lösen, Fehler ausbügeln - Mit dem Chef über den Ärger sprechen - Mit Kollegen über den Ärger sprechen - Hinausgehen und laut schreien - Atemübung durchführen - Entspannungsübung durchführen - Treppen steigen, Spaziergang, Sport ...

Tragen Sie hier Ihre Ausrutschsituation ein und planen Sie, was Sie beim nächsten Mal anders machen möchten:

		- - - - - - - - -

Mein erster rauchfreier Tag

Bitte tragen Sie möglichst detailliert ein, was Sie genau wie lange machen werden. Je besser Sie planen, desto weniger Unvorhergesehenes kann Sie aus der Bahn werfen und desto weniger Langeweile kommt auf.

0:00 Uhr	
0:30 Uhr	
1:00 Uhr	
1:30 Uhr	
2:00 Uhr	
2:30 Uhr	
3:00 Uhr	
3:30 Uhr	
4:00 Uhr	
4:30 Uhr	
5:00 Uhr	
5:30 Uhr	
6:00 Uhr	
6:30 Uhr	
7:00 Uhr	
7:30 Uhr	
8:00 Uhr	
8:30 Uhr	
9:00 Uhr	
9:30 Uhr	
10:00 Uhr	
10:30 Uhr	
11:00 Uhr	
11:30 Uhr	
12:00 Uhr	
12:30 Uhr	
13:00 Uhr	
13:30 Uhr	
14:00 Uhr	
14:30 Uhr	
15:00 Uhr	
15:30 Uhr	
16:00 Uhr	
16:30 Uhr	
17:00 Uhr	
17:30 Uhr	
18:00 Uhr	
18:30 Uhr	
19:00 Uhr	
19:30 Uhr	
20:00 Uhr	
20:30 Uhr	
21:00 Uhr	
21:30 Uhr	
22:00 Uhr	
22:30 Uhr	
23:00 Uhr	
23:30 Uhr	
24:00 Uhr	

Motivation für den Rauchstopp ist vorhanden. Top-3-Karte liegt parat.	O
Rauchstopp wurde (selektiv) bekanntgegeben.	O
Alternativen nochmals durchgegangen. »Anstatt zu rauchen, werde ich …«	O
Einkäufe erledigt: Obst, Gemüse, Kaugummi, Bonbons, Wasserflaschen, Stressball …	O
Belohnungen sind eingeplant.	O
Wohlfühlprogramm gegen Entzug ist vorbereitet und geplant.	O
Bewegungs- und Sporteinheiten sind eingeplant.	O
Atmen ist geübt oder Entspannungsübungen sind gelernt.	O
Medikation ist besorgt, Einnahme hat schon begonnen.	O
Risikosituationen sind durchgespielt und Strategien vorbereitet.	O
Tagesplanung für morgen steht.	O
Letzte Zigarette ist geraucht.	O
Keine Zigaretten mehr vorhanden.	O
Aschenbecher und Feuerzeug sind weggepackt/entsorgt.	O
Auto, Schubladen, Taschen, Jacken sind auf »Restbestände« überprüft.	O

Stichwortverzeichnis

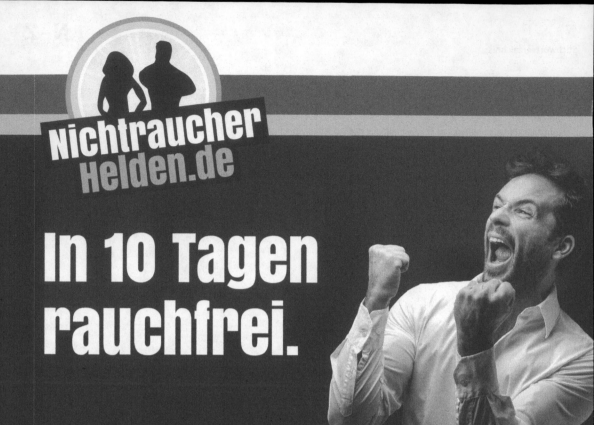